连小兰
甲状腺饮食

Thyroid ———— 大字版

连小兰 编 著

北京协和医院内分泌科主任医师、教授

U0242126

中国轻工业出版社

图书在版编目（CIP）数据

连小兰甲状腺饮食：大字版 / 连小兰编著 . 一 北
京：中国轻工业出版社，2022.5
ISBN 978-7-5184-3836-5

Ⅰ．①连… Ⅱ．①连… Ⅲ．①甲状腺疾病－食物疗法
Ⅳ．①R247.1

中国版本图书馆 CIP 数据核字（2022）第 003045 号

责任编辑：付　佳

策划编辑：付　佳　　责任终审：张乃柬　　封面设计：伍毓泉
版式设计：悦然生活　　责任校对：朱燕春　　责任监印：张京华

出版发行：中国轻工业出版社（北京东长安街6号，邮编：100740）
印　　刷：北京博海升彩色印刷有限公司
经　　销：各地新华书店
版　　次：2022年5月第1版第1次印刷
开　　本：710×1000　1/16　印张：15
字　　数：220千字
书　　号：ISBN 978-7-5184-3836-5　定价：49.80元
邮购电话：010-65241695
发行电话：010-85119835　传真：85113293
网　　址：http://www.chlip.com.cn
Email：club@chlip.com.cn
如发现图书残缺请与我社邮购联系调换
211310S2X101ZBW

目前甲状腺疾病的发病率非常高，我国 14 亿人口中约有 20% 的人患有不同程度的甲状腺疾病。甲状腺疾病多发于 20~40 岁人群，女性患病率是男性的 4~6 倍。但是，甲状腺相关疾病的知晓率非常低，整体规范治疗率不足 5%，很多人可能已经患上甲状腺疾病却不自知而贻误病情，也因为不了解甲状腺疾病，将甲状腺临床症状误认为肠胃炎、水肿等而久治不愈。因此，应让大众了解甲状腺疾病的常识，知道如何防治甲状腺疾病，争取做到早发现、早治疗。

饮食是健康的基础，没病别吃出病，患病也可以通过饮食调理促进恢复，所以帮助读者弄明白怎么吃更有利于健康、怎么吃不利于疾病康复是本书的立足点。本书通过告诉读者如何优选食物、哪些食物要少吃或不吃，以预防甲状腺疾病；同时又针对常见甲状腺疾患人群，如甲状腺功能亢进、甲状腺功能减退、甲状腺炎、甲状腺肿等，给予饮食调养、生活调养、具体用药指导，以辅助治疗疾病、改善不适症状。但是，千万不要对照书本找疾病，硬给自己扣上"患病"的帽子，徒增不必要的心理负担。

希望各位读者通过阅读本书，学会从饮食、生活、用药等方面防治各种甲状腺疾病，和家人享受健康、温馨、幸福的每一天！

目录 CONTENTS

PART 1 小腺体大作用
不可忽视的甲状腺

PART 2 预防甲状腺疾病
控制好碘摄入量

PART 3 补对有益甲状腺的营养
巩固身体防线

PART 4 防治甲状腺结节
降低甲状腺癌的风险

PART 5 甲状腺功能亢进调养
让亢奋的甲状腺安静下来

PART 6 甲状腺功能减退调养
帮一把衰弱的甲状腺

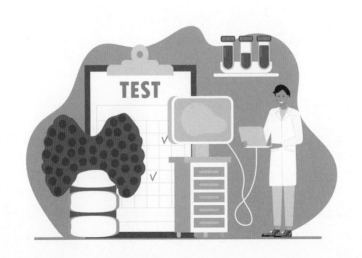

PART 7 甲状腺肿的调养
看不到摸不着最好

PART 8 消炎去病症
甲状腺炎不可掉以轻心

PART 9 呵护好甲状腺
别让甲状腺疾病夺走做妈妈的权利

PART 10 甲状腺癌并不可怕
要积极面对

辨别甲状腺疾病的蛛丝马迹，别错过黄金诊疗期

曲女士，28 岁

　　曲女士发现自己的双腿有点肿，休息几天也没有缓解。听同事说，肾病、心脏病都可能引起下肢水肿，有点担心，就去医院肾病科检查，肾没有毛病；又去检查心脏，也没有问题；后来医生建议去内分泌科查甲状腺，经检查原来是甲状腺功能减退（简称甲减）。

确诊　甲状腺功能减退

甲减患者常常有浮肿，这是由于体液的新陈代谢出了问题。引起水肿的病症很多，如肾病、心脏病、肝病、血管病、营养不良及甲状腺疾病等，而甲状腺疾病引起的水肿很隐匿，不容易被发现，很难第一时间就确诊。

王女士，32 岁

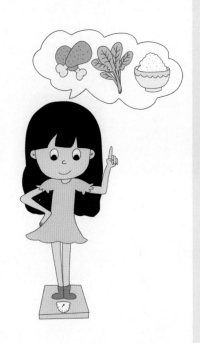

王女士最近一段时间感觉自己饭量增加很多，但是又很容易饿，体重也下降了，而且浑身没劲儿，经常口渴爱喝水，血糖也升高了。因为家里有糖尿病患者，她了解"多食善饥，口渴多饮，倦怠乏力，消瘦，血糖升高"是糖尿病的典型症状，觉得自己得了糖尿病，就去医院检查，想让医生给开降糖药。医生却让她检查甲状腺功能，最后确诊为甲状腺功能亢进（简称甲亢），而不是她以为的糖尿病。

确诊 甲状腺功能亢进

甲亢患者的症状有时很像糖尿病，也会表现为口渴和多食，消瘦又乏力，甚至血糖也会升高，如果没有出现明显的甲状腺肿大，很容易误判为糖尿病。如果患了甲亢，出现胰岛素抵抗，导致血糖调控能力下降、血糖升高，则会诱发或者加重糖尿病。

蔡女士，36 岁

蔡女士的一个同事最近被查出患了甲状腺癌，又听说甲状腺癌发病率其实也挺高的。碰巧她最近也总感觉脖子上似乎有个肿块，随着吞咽上下移动，上网一查好像是甲状腺癌的前兆，吓得赶紧去医院检查。经医生确诊只是普通的甲状腺结节，虚惊一场。

确诊 甲状腺结节

很多人摸到"结节"都害怕是肿瘤，一提到肿瘤就想到是癌症。实际上，85%~95% 的甲状腺结节都是良性的，既不需要用药也不用手术。甲状腺结节可能常年都没有不适感，只是在体检或检查其他疾病时偶然被发现，所以建议每年定期体检的时候检查是否有甲状腺结节，有助于发现或排除甲状腺癌。

李先生，40岁

　　李先生最近颈部有点不舒服，用手按按感觉有点疼，以为是感冒的征兆——嗓子发炎了。自己吃了点消炎药，但是并没有缓解，反而疼痛加重，下颌、耳后都连带着疼。去医院检查，确诊为亚急性甲状腺炎（简称亚甲炎）。

确诊　亚急性甲状腺炎

亚急性甲状腺炎常以颈部疼痛或发热为最初症状。发热时一般会伴有乏力、头疼、肌肉酸痛等，常被人误以为是普通的感冒发热。

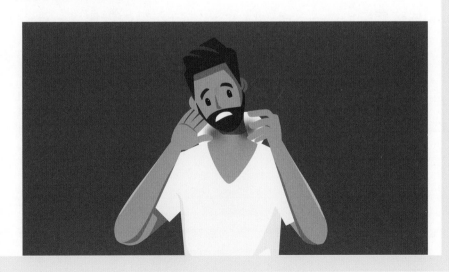

袁先生，45岁

　　袁先生最近总是闹肚子，而且每天都要泻四五次，他觉得是消化不好，可能是肠胃炎，就自行吃了点药。可是一个多月也没好转，人也消瘦不少，于是去医院挂了消化科，但是医生建议他去内分泌科看看甲状腺，结果最后确诊为甲亢。

确诊　甲状腺功能亢进

甲状腺激素有促进新陈代谢的作用，又能直接作用于胃肠道，使其蠕动增快，所以甲亢患者会出现大便次数增多、大便溏稀。许多患者认为是消化道的问题，如肠胃炎。

与腹泻相反的一种表现是便秘，特别是中老年人，认为年纪大了，肠胃功能减弱，出现便秘很正常。但是，如果甲状腺激素分泌不足，导致肠胃蠕动缓慢，也会发生便秘。因此，建议习惯性便秘的人检查甲功三项，以免漏诊甲减。

PART 1

小腺体大作用
不可忽视的甲状腺

甲状腺是人体内最大的内分泌腺

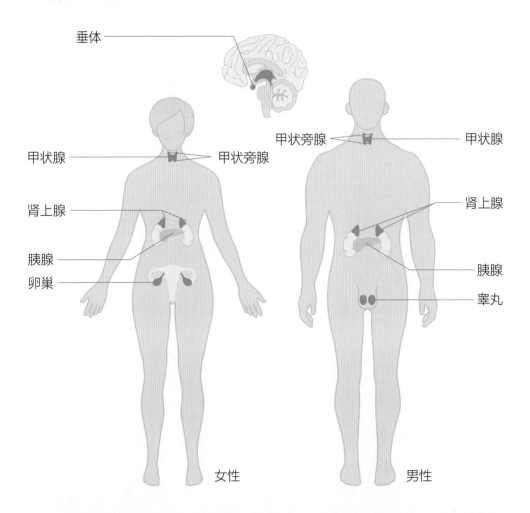

垂体

甲状腺

肾上腺

胰腺

卵巢

甲状旁腺

甲状旁腺

甲状腺

肾上腺

胰腺

睾丸

女性

男性

　　内分泌腺是人体分泌激素的地方，一个人的生长发育、新陈代谢、血液循环、消化吸收、血糖水平、学习、记忆，以及男性精子的生成，女性月经、孕产、哺乳等，都离不开激素的作用。

垂体、甲状腺、甲状旁腺、肾上腺、胰腺、卵巢、睾丸这些都是内分泌腺，其中甲状腺是最大的内分泌腺。

甲状腺是身体里一只美丽的蝴蝶

甲状腺是一个与人的智慧、健康、性格密切相关的内分泌腺，它呈 H 形，像一只张开翅膀的蝴蝶附着在气管前，会随着吞咽动作上下活动。正常的甲状腺像嘴唇一样柔软，基本触摸不到。

甲状腺由左、右两个侧叶和中间峡部三部分构成，每一个侧叶长 2.5~4 厘米，宽 1.5~2 厘米，厚 1~1.5 厘米，而峡部位于 2~4 气管环前。成人甲状腺重 15~20 克。

每个人甲状腺的大小约等于自己大拇指第一指节，可以根据这个标准对不同年龄、性别的人大致估计甲状腺是否增大，一般女性比男性略大，老年人会有轻微的缩小，但是处于经期或孕期女性的甲状腺会稍微增大。如果想要更准确地判断甲状腺情况，需要通过 B 超检查。

4个甲状旁腺

甲状腺也不是孤独存在的，它有 4 个甲状旁腺做邻居。甲状旁腺是内分泌腺体中最小的腺体，如果不仔细找，很难被发现。甲状腺出问题时有可能会影响甲状旁腺的功能、状态，但是二者功能完全不同。甲状旁腺调节人体钙、磷代谢，主要作用是升高血钙，所以，甲状腺疾病在发展过程中如果殃及邻居甲状旁腺，就会造成复杂的钙、磷代谢异常和骨代谢病。因此要了解甲状腺疾病，早发现早治疗，避免简单病变复杂，小病酿大病。

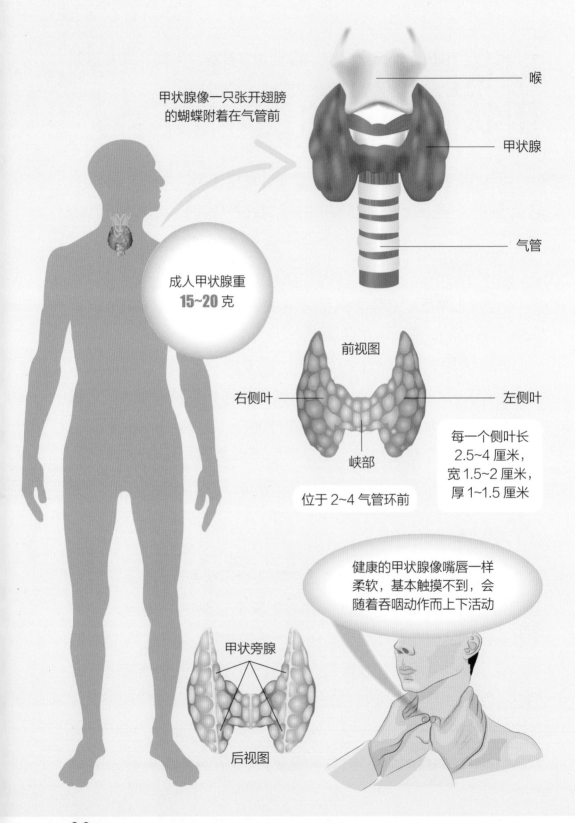

甲状腺像一只张开翅膀的蝴蝶附着在气管前

喉

甲状腺

气管

成人甲状腺重
15~20 克

前视图

右侧叶

左侧叶

峡部

每一个侧叶长
2.5~4 厘米，
宽 1.5~2 厘米，
厚 1~1.5 厘米

位于 2~4 气管环前

健康的甲状腺像嘴唇一样柔软，基本触摸不到，会随着吞咽动作而上下活动

甲状旁腺

后视图

甲状腺是甲状腺激素的生产工厂

下丘脑-脑垂体-甲状腺轴调节甲状腺激素分泌

甲状腺是身体中合成、储存、分泌甲状腺激素的工厂，想要让这个工厂顺利生产，"原料""控制室""管理部"三者缺一不可，任何一个环节出了问题，甲状腺激素的生产都会受到影响，最终表现出各种甲状腺疾病。

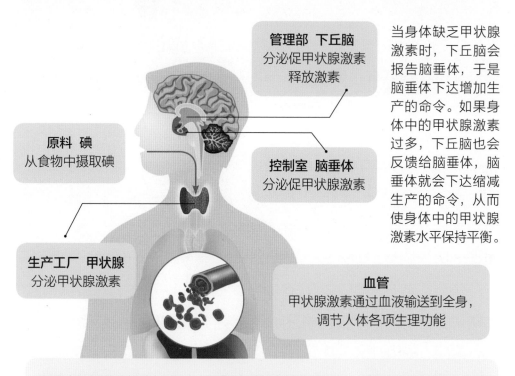

管理部 下丘脑
分泌促甲状腺激素释放激素

控制室 脑垂体
分泌促甲状腺激素

原料 碘
从食物中摄取碘

生产工厂 甲状腺
分泌甲状腺激素

血管
甲状腺激素通过血液输送到全身，调节人体各项生理功能

当身体缺乏甲状腺激素时，下丘脑会报告脑垂体，于是脑垂体下达增加生产的命令。如果身体中的甲状腺激素过多，下丘脑也会反馈给脑垂体，脑垂体就会下达缩减生产的命令，从而使身体中的甲状腺激素水平保持平衡。

血液中的甲状腺激素过多时，促甲状腺激素的分泌减少，抑制甲状腺激素的分泌
血液中的甲状腺激素不足时，促甲状腺激素的分泌增多，促进甲状腺激素的分泌

甲状腺激素的分泌必须要刚刚好

甲状腺激素是人整个生命过程中不可或缺的一种激素，主要有两种形式，即三碘甲状腺原氨酸（简称 T_3），四碘甲状腺原氨酸（即甲状腺素，简称 T_4）。如果没有了甲状腺激素，人体就不能进行正常的新陈代谢，胎儿可能会夭折，出生了也可能出现克汀病（即呆小症）；儿童会智力低下，无法长高；成年人会出现早衰，甚至死亡。

但是人体需要的甲状腺激素也不是越多越好，必须刚刚好。分泌过多，人体代谢超速运作，会表现为甲亢；分泌过少，人体各器官组织处于"饥饿状态"，工作起来懒洋洋，会表现为甲减。

甲状腺激素的原料——碘，主要来自食物

碘和甲状腺的关系十分密切，碘是合成甲状腺激素的原料，可以说甲状腺激素也是碘在人体内存在的一种形式。合成甲状腺激素的碘 80%~90% 来自食物，10%~20% 通过饮水获得。

人们从食物中获取的碘，先以无机碘的形式进入身体，随着食物的消化吸收变成制造甲状腺激素的主要原料，在甲状腺中被制造成甲状腺激素，然后以有机碘的形式发挥作用，经过新陈代谢后又变成无机碘，这时一部分会随着粪便排出体外，另一部分再返回甲状腺被重新利用继续制造甲状腺激素。

因此，身体需要通过从食物中补充被代谢出去的碘来满足基本需求，否则就会发生碘缺乏。富含碘的食物主要是海产品，如海带、紫菜、贻贝、海杂鱼等。其中海带含碘量最高，干海带能达到 36240 微克 /100 克，紫菜的含碘量也很高，为 4323 微克 /100 克，其次是肉蛋，水果和蔬菜的含碘量相对较低。

甲状腺的蝴蝶效应，牵一腺而动全身

对人体代谢的影响 ————
甲状腺激素通过促进体内一系列的生物化学反应，进行重要的物质代谢，促进身体的生长发育和生命活动。如果甲状腺出了问题，影响甲状腺激素的分泌，就会使全身多器官和组织的正常功能发生故障，出现生理病理表现。

对生长发育的影响 ————
甲状腺激素可以促进生长激素的分泌，维持身体正常的生长发育。如果儿童时期不能分泌正常生理剂量的甲状腺激素，生长激素就不能正常发挥作用，很可能造成发育迟缓、智力低下。

对心血管系统的影响 ————
甲状腺激素可以维持心脏的正常泵血功能和心率，对心肌还有直接的刺激作用，如果甲状腺激素分泌异常，就会引起甲状腺性心脏病。

对神经系统的影响 ————
甲状腺激素主要维持中枢神经系统的兴奋性，如果缺乏则会出现精神淡漠、感觉迟钝、行动迟缓、早衰等，严重者会出现昏迷甚至死亡。如果甲状腺激素分泌过多，会让神经过度兴奋，表现为注意力不集中、易躁易怒，甚至出现精神紊乱，易被误认为是精神病。

对造血系统的影响 ————
甲状腺激素会通过影响造血物质在小肠的吸收而影响造血功能。如果甲状腺激素分泌过多，会让代谢加速，身体消耗过多，导致营养不良而贫血。相反，如果甲状腺激素缺乏，骨髓造血功能会受到抑制，影响造血。

甲状腺疾病的高发人群

甲状腺疾病是比较常见和多发的疾病，只是相对于"三高"、冠心病等没有引起人们足够的重视，但是随着近年来发病率增加，也越来越被大家关注。什么样的人更容易患甲状腺疾病呢？甲状腺疾病与遗传、性别、年龄、生活环境等有着密切关系，一个人如果存在高发因素，就属于高发人群，平时要重点预防。

缺碘或富碘环境中生活的人群

身体中的碘含量是判断甲状腺疾病易感性的一个关键因素，碘含量超标或缺乏都会引起甲状腺疾病。碘广泛存在于岩石、土壤、空气和水中，环境和食物是人体摄取碘的最直接来源，所以生活在碘缺乏或富碘环境的人，都可能引发不同的甲状腺疾病。

如果生活环境中缺碘，又没有及时补碘，容易诱发地方性甲状腺肿、克汀病、甲减等甲状腺疾病；如果生活在富碘地区又经常吃富含碘的食物如海带、紫菜等，则容易诱发甲亢等。

血缘亲属中有甲状腺疾病患者的人群

甲状腺疾病与遗传也有很大的关系，特别是母亲、奶奶、姑姑、姨妈等患有甲状腺肿、甲亢、桥本甲状腺炎的，后代患有此类甲状腺疾病的概率比一般人大。

自身免疫缺陷的人群

自身免疫缺陷的人，常会同时患有甲状腺疾病和自身免疫性疾病，如患有风湿、类风湿性关节病、1 型糖尿病的患者患有甲状腺疾病的风险会增大。

不同阶段的女性

女性患有甲状腺疾病的概率高于男性，男女发病比例为1：4~6，尤其是甲状腺肿、甲亢、甲减以女性高发。

中青年女性	中年女性	中老年女性
多发甲亢、亚急性甲状腺炎。	多发结节性甲状腺肿、桥本甲状腺炎。	多发桥本甲状腺炎、甲减。

情绪不稳定的人

甲状腺疾病与个人情绪、性格有很大关系，性格急躁、情感丰富敏感、情绪不稳定的人，患甲亢的概率比较大，一般甲亢患者发病前都会有生气、精神压力大的经历。长期心情抑郁、小心眼儿的人也是甲状腺疾病的高发人群。

有某些药物服用史的人

有些人为了减肥经常吃减肥药，而有的减肥药含有甲状腺激素，长期服用容易诱发药源性甲亢。

长期使用碘酒、碘甘油等外用皮肤药，长期服用治疗心律失常的胺碘酮类药物，长期服用含碘的止咳药、化痰药等，都可能因为进入人体内的碘过量，刺激甲状腺而诱发甲状腺疾病。

一眼看懂如何做甲状腺功能检查

　　甲状腺功能检查简称为"甲功"检查，是一种通过抽血进行的内分泌检查，分为"甲功三项"和"甲功五项"，那到底是做三项检查还是五项检查呢？

　　甲功三项指的是 TSH、FT_3、FT_4，甲功五项指的是 TSH、FT_3、FT_4、TT_3（有的是 T_3）、TT_4（有的是 T_4）。只是做甲状腺功能早期筛查、体检时，检查三项就足够了，因为甲功三项足以反映甲状腺功能的情况；但是对于已经存在甲状腺功能异常且在服药的患者，建议最好检查五项。

科普时间
甲状腺功能检查包括
TSH：促甲状腺激素
FT_3：游离三碘甲状腺原氨酸
FT_4：游离甲状腺素
TT_3：血清总三碘甲状腺原氨酸
TT_4：血清总甲状腺素

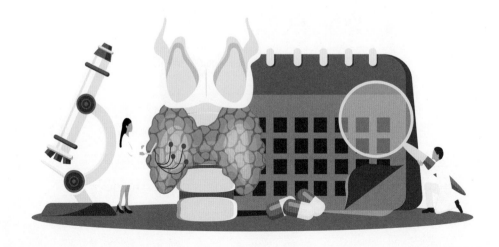

需要抽血检查甲状腺

1 普通人常规体检时

2 备孕或怀孕早期

3 出现甲亢或者甲减症状时

4 甲状腺 B 超发现异常时

5 初次发现甲状腺结节时

6 服用含碘药物前后

7 在治疗甲亢、甲减的过程中

8 甲状腺切除手术后

甲状腺检查前的注意事项

1 早睡早起，规律作息

2 忌喝咖啡、茶

3 忌吃海带、紫菜、海杂鱼等富含碘的食物

4 抽血前避免剧烈运动，静坐，放松心情

5 检查前可咨询医生，如果医生没有特别说明，不用停用正在服用的治疗甲状腺疾病的药物

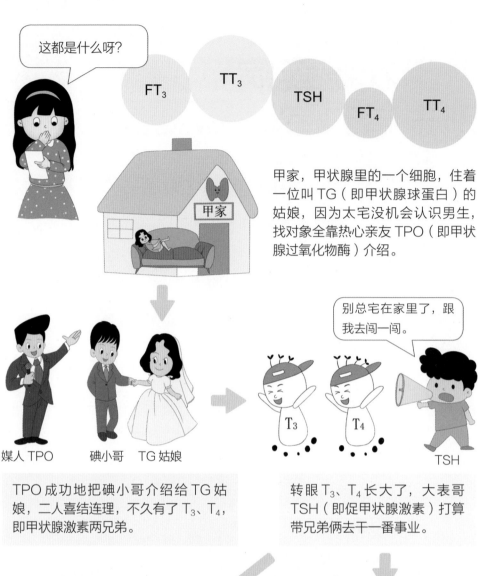

这都是什么呀？

FT₃ TT₃ TSH FT₄ TT₄

甲家，甲状腺里的一个细胞，住着一位叫 TG（即甲状腺球蛋白）的姑娘，因为太宅没机会认识男生，找对象全靠热心亲友 TPO（即甲状腺过氧化物酶）介绍。

别总宅在家里了，跟我去闯一闯。

媒人 TPO　　碘小哥　TG 姑娘

TSH

TPO 成功地把碘小哥介绍给 TG 姑娘，二人喜结连理，不久有了 T₃、T₄，即甲状腺激素两兄弟。

转眼 T₃、T₄ 长大了，大表哥 TSH（即促甲状腺激素）打算带兄弟俩去干一番事业。

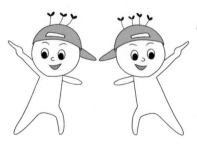

也有少数 T₃、T₄ 仍是单身狗，变成 FT₃、FT₄（F 即 free，也就是游离 T₃、T₄），甲亢、甲减就跟它们有关。

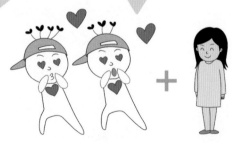

外面世界诱惑大，T₃、T₄ 遇到了"蛋白女孩儿"，变成 TT₃、TT₄，从此只顾儿女情长，对甲家贡献不大。

28

看甲状腺疾病
别走错科室

甲状腺疾病的发病率非常高，我国甲状腺疾病患者 3 亿左右，多发于 20~40 岁年龄段，女性患病率是男性的 4~6 倍。但是甲状腺知晓率非常低，整体规范治疗率不足 5%，因此需要受到重视，做到早发现、早治疗。如果想做甲状腺检查，要选择哪个科呢？

如果医院设立了专门的甲状腺专科，那就比较方便，可以目标明确地去就诊；如果没有单独设立，应挂内分泌科。甲状腺疾病种类很多，待明确诊断后，根据治疗需要再去相应科室。

就诊前做足功课

1 仔细回顾从发病到就诊时的症状变化。

2 就诊时要清楚地说出哪里不舒服，之前是否有过类似症状，当时做了哪些检查，医生的诊断是什么，是否用药治疗，效果如何等，要实事求是地向医生阐述病情，不夸大、不隐瞒。

3 如果之前在别的医院就诊过，要携带在外院做的相关检查。

走出误区重点看

只要脖子粗，就是患了甲状腺疾病吗？

甲状腺肿大会让脖子变粗，但是脖子变粗还可能有以下原因：

1 脖子短的人发胖后颈部脂肪堆积

2 颈部淋巴肿大或其他颈部肿物

3 由于某种原因引起的气管或者肺尖部漏气逸到皮下，引起的皮下气肿

所以，首先要弄清楚脖子变粗是不是因为甲状腺肿大，可以按照下面方法自检。

用手摸着脖子前下方甲状软骨处的可疑肿物，做吞咽动作，如果手指感觉到肿物随之上下移动，说明甲状腺肿大了，因为甲状腺附着在甲状软骨上，吞咽时甲状软骨移动，甲状腺自然随之移动。不移动就是皮下其他肿物，比如淋巴结、脂肪瘤等。初步自检后最好到医院做一个甲状腺 B 超以确诊。

预防甲状腺疾病

控制好碘摄入量

甲状腺是
人体内最大的碘库

甲状腺有超级聚碘能力

甲状腺是碘代谢的主要场所，也是合成甲状腺激素的唯一腺体，对碘有摄取、聚集的能力。虽然唾液腺、乳腺、生殖腺、胃黏膜等器官组织也能聚集碘，但是甲状腺聚集碘的能力最强，含碘量最多，是人体最大的碘库。

人体的碘从哪里来

人体主要从食物和水中摄取碘，其中 80%~90% 来自食物，10%~20% 来自饮水。成人每天需要 60~100 微克的碘，考虑到烹调过程中丢失的碘，碘的供应量应该为需要量的 2 倍，所以健康成人每天应摄入碘 100~200 微克。

碘广泛存在于自然界的土壤和水中，植物从土壤和水中吸收碘，使碘初步聚集在植物中；动物主要以植物为食，又让碘进一步聚集在动物体中；人以动植物为食，从中获取碘。动物性食物中含碘量通常高于植物性食物，其中蛋类食物含碘量又高于肉类。海水中含碘量较高，所以海产品的含碘量高于非海洋性食物。

科学食碘标准

不同人群的碘摄入量标准

    人体对碘的安全需求量取决于身体对碘的生理需求，碘既可以用于治疗和诊断甲状腺疾病，也会因为碘的缺乏或过多诱发甲状腺疾病。所以，碘摄入量保持在适宜范围，才有利于甲状腺的正常工作。因为地域、种族、身高、体重等差异，人体对碘的生理需求量也是有差别的。

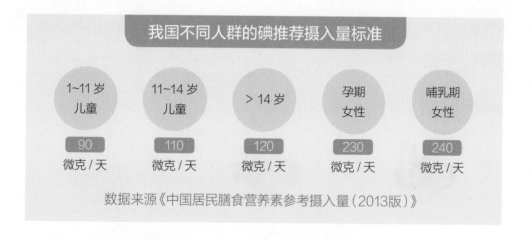

尿碘是判断碘摄入情况最敏感的指标

    碘参与了甲状腺激素的合成，甲状腺激素发挥作用后又会释放出碘，所以正常情况下人体排出的碘可以看作是摄入的碘。每天摄入的碘85%随尿液排出，10%随粪便排出，还有约5%随汗液排出。碘在人体中是处于一个动态平衡的状态，摄入碘多尿碘就多，摄入碘少尿碘就少，因此尿碘是判断碘摄入情况最敏感的指标。

成人每天摄入120微克碘，甲状腺才不易生病

　　我国推荐成人每天摄入 120 微克碘的健康标准，大部分都可以由碘盐，也就是市面上的普通盐提供。一般情况下，普通盐中含碘量是 2250 微克 /100 克，按照《中国居民膳食指南》的标准，食盐控制在 6 克以下，只要不是生活在碘缺乏地区，基本能满足身体一天的碘需求。

　　还有一部分可以从其他食物中获得。所以，了解不同类型食物的含碘量可以很好地帮助我们规划一日三餐，平衡碘摄入量，预防甲状腺疾病。

鱼虾贝类

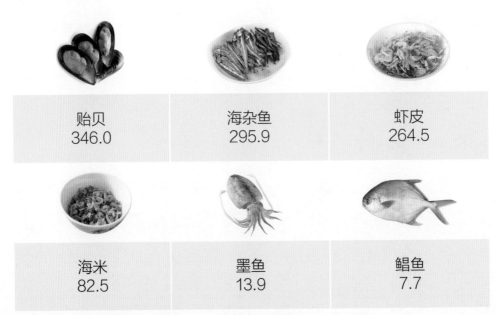

| 贻贝 346.0 | 海杂鱼 295.9 | 虾皮 264.5 |
| 海米 82.5 | 墨鱼 13.9 | 鲳鱼 7.7 |

注：为每 100 克可食部含碘量，单位：微克。下同。

蛋奶类

鹌鹑蛋
37.6

鸡蛋
27.2

松花蛋
6.8

鸭蛋
5.0

牛奶
1.9

酸奶
0.9

畜禽肉类

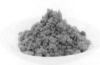

肉松
37.7

卤羊肝
19.1

卤猪肝
16.4

鸡肉
12.4

牛肉（瘦）
10.4

羊肉（瘦）
7.7

猪肉（瘦）
1.7

鸡肝
1.3

谷薯及豆类

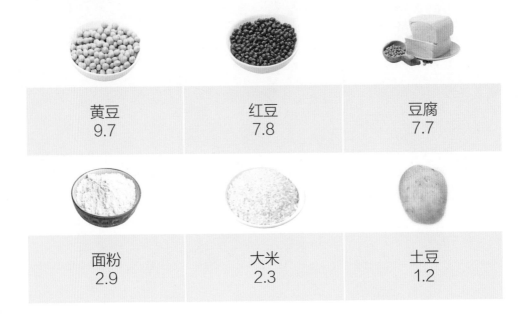

| 黄豆 9.7 | 红豆 7.8 | 豆腐 7.7 |
| 面粉 2.9 | 大米 2.3 | 土豆 1.2 |

蔬菜类

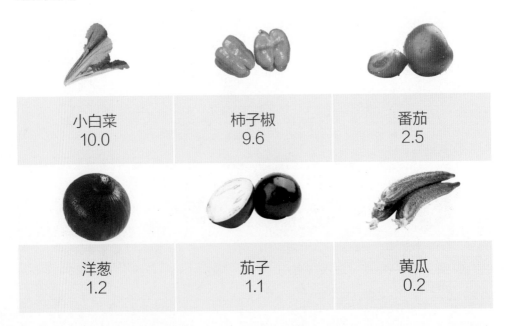

| 小白菜 10.0 | 柿子椒 9.6 | 番茄 2.5 |
| 洋葱 1.2 | 茄子 1.1 | 黄瓜 0.2 |

水果类

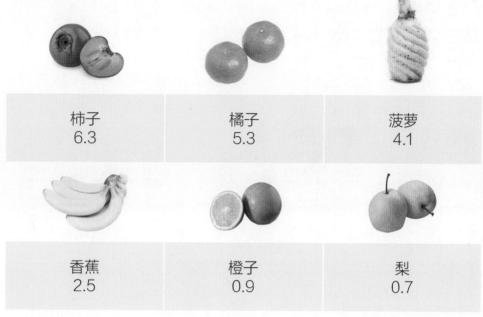

| 柿子
6.3 | 橘子
5.3 | 菠萝
4.1 |
| 香蕉
2.5 | 橙子
0.9 | 梨
0.7 |

菌藻类

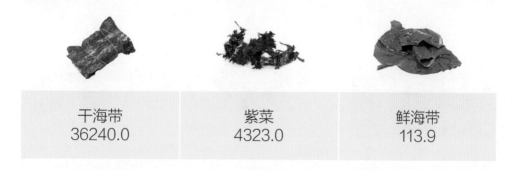

| 干海带
36240.0 | 紫菜
4323.0 | 鲜海带
113.9 |

从上面这些食物类型中可以看出，蔬菜、水果含碘量少，海带含碘量最高，虾贝类次之。所以，平时按照《中国居民膳食指南》平衡膳食，含碘量高的食物和含碘量低的食物搭配食用，就能保证摄入的碘保持平衡状态。人体有自我调节功能，多余的碘会随着尿液排出体外。除非长期摄入高碘食物才可能导致碘过量。

适碘、低碘、忌碘饮食，要有所选择

适碘饮食：正常饮食即可

适碘饮食，只要做到正常吃饭即可，每天按照健康标准摄入盐——每人每天食盐量不超过 6 克，加上均衡饮食，不要长期大量食用含碘高的海产品，基本就能满足每天碘的适量摄入。适用于健康人群和甲功正常的甲状腺结节患者。

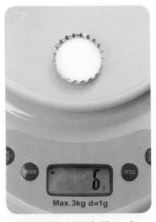

啤酒瓶盖小冒尖是 6 克

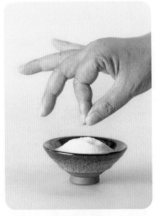

用食指和拇指捏起一撮盐约 0.3 克

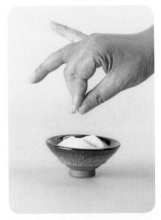

用食指、中指和拇指捏起一撮盐约 0.5 克

低碘饮食：摄入量控制在每日120微克以内

简单说就是比正常碘推荐量少一点，即每天摄入量小于 120 微克。适用于桥本甲状腺炎或桥本甲状腺炎伴甲减患者。

如何把握碘的摄入量呢？参考碘盐就可以。

1 食用碘盐，不宜再食用海带、紫菜、海苔、虾贝等含碘高的海产品，避免含盐的加工食品。

2 食用无碘盐，可以不用严格控制海产品。

忌碘饮食：尽量避开碘，高碘不能沾

"忌碘"从字面意义看就是"完全不吃碘"，但实际饮食中一点儿碘都不吃很难做到，尽量避开碘摄入即可，高碘的食物一定不能沾。适用于甲亢、甲状腺结节伴甲亢、各种甲状腺炎伴甲亢、需要进行放射性碘 131 治疗的甲状腺癌患者。

● 忌碘饮食要做到

不吃碘盐
买盐时先看成分表，没有"碘"这一项就是无碘盐，外包装上也会标注"无碘盐"，要认准。

不吃添加了盐的加工食物
咸菜、泡菜、火腿、薯片、面包、饼干等，基本上腌制食品、加工食品、各种零食糕点都应避免食用。如果条件允许，可以自己动手做不添加碘盐的。

不吃海产品
海带、紫菜、海苔、虾贝等含碘量高的海产品就不要吃了，选择含碘量相对低的淡水鱼，但要适量食用。

不吃含碘的营养保健品
一些复合维生素、微量元素等营养保健品中都可能含碘，吃之前要先看清成分表。

选对食用盐，预防甲状腺疾病

中国曾是世界上碘缺乏很严重的国家，最好的证明就是曾经流行的"大脖子病"，为了改善全国的碘缺乏症状，政府施行食盐中添加碘的政策，效果显著。现在市场上有各种类型的盐：碘盐、健康平衡盐、低碘盐、无碘盐、海盐、竹盐……到底要怎么选择呢？

普通碘盐

适用人群：普通大众。

普通碘盐，一般情况每 100 克盐约含 2250 微克碘。

按照我国《食用盐碘含量》的国家标准，1 克盐中含有 20 微克、25 微克、30 微克碘三档水平，但是不同地区碘盐的含碘量可能会稍有区别。所以，在普通碘盐的营养成分表上也会出现每 100 克盐中含有 2500 微克碘。

营养成分表

项目	每 100 克（g）	NRV%
能量	0 千焦（kJ）	0%
蛋白质	0 克（g）	0%
脂肪	0 克（g）	0%
碳水化合物	0 克（g）	0%
钠	38962 毫克（mg）	1948%
碘	2250.0 微克（μg）	1667%

注：NRV% 为营养素参考值百分比，表示所含的营养成分提供了人体一天需求量的百分比。

无碘盐

适用人群： 甲亢患者。

无碘盐的包装上会特别标出"无碘盐"三个字以示提醒，而且在营养成分表上也没有碘，都说明此盐的碘含量是零。是否食用无碘盐需要遵医嘱，并不是只要患有甲状腺疾病，就可以自行决定食用无碘盐，低碘饮食不等于无碘饮食。

营养成分表

项目	每100克（g）	NRV%
能量	0 千焦（kJ）	0%
蛋白质	0 克（g）	0%
脂肪	0 克（g）	0%
碳水化合物	0 克（g）	0%
钠	39298 毫克（mg）	1965%

低碘盐

适用人群： 部分甲状腺患者。

低碘盐的包装上也会标出"低碘盐"三个字，每100 克盐中含有 2000 微克碘，比普通碘盐含碘量略低。

营养成分表

项目	每100克（g）	NRV%
能量	0 千焦（KJ）	0%
蛋白质	0 克（g）	0%
脂肪	0 克（g）	0%
碳水化合物	0 克（g）	0%
钠	37300 毫克（mg）	1865%
碘	2000.0 微克（μg）	1333%

健康平衡盐

适用人群：普通人群。

健康平衡盐是综合了碘盐、低钠盐、加锌盐、加硒盐等特性，把碘、钾、锌、硒等人体必需的元素调和在一起，不属于低碘盐或无碘盐，含碘量跟普通碘盐一样。

低钠盐等

适用人群：肾病、高血压患者。

除了碘盐，在超市中还能看到很多食盐的包装上标有"低钠盐""加锌盐""加铁盐""加钙盐"等其他类型的盐，这些盐中的含碘量跟普通碘盐相同，健康成人不用在这些盐上太过纠结，肾病、高血压患者可以适量选择低钠盐，甲状腺患者还是要根据碘含量选择。

营养成分表

项目	每100克（g）	NRV%
能量	0 千焦（kJ）	0%
蛋白质	0 克（g）	0%
脂肪	0 克（g）	0%
碳水化合物	0 克（g）	0%
钠	31189 毫克（mg）	1559%
钾	10383 毫克（mg）	519%
碘	2500.0 微克（μg）	1667%

平衡膳食是
预防甲状腺疾病的基础

不要妖魔化任何一种食物，也没有任何一种食物能够满足人体所需的全部营养，食物科学搭配能起到取长补短的作用，构建健康的身体基础。

均衡营养并不是让人吃得索然无味，而是要了解有些食物不能吃太多，有些则不能吃太少，还有一些每餐都不能缺，掌握这些基本原则，就能吃得健康又美味。比如一顿饭里，至少要有主食、蔬菜、肉蛋奶。其中，主食品种越丰富越好，不要餐餐只是精白米面，还要有糙米、大麦、燕麦、小米、玉米等粗杂粮，以及土豆、红薯等。

蔬菜要每顿饭都有，总量要达到煮熟的菜满满一碗（11厘米碗）才够。优质蛋白质类食物则每顿饭最少有一种，比如瘦肉、蛋、奶、各种水产品或大豆制品等。

健康饮食重在均衡，而不是顾此失彼。身体抵御疾病的能力变差，并不是某一种食物所致，而是长期不均衡的饮食习惯所致。

甲状腺有问题一定不能吃海产品？

甲亢患者挑着吃

甲亢患者在治疗后，如果甲状腺功能恢复正常，并且没有明显的肿大，可以选择含碘量少的鱼类吃，每次量不宜超过 100 克，而且要用无碘盐烹饪。

如果治疗后甲状腺功能还不正常，或者伴有甲状腺肿大，就要忌碘饮食，不宜吃海产品。

甲减患者不能无限制地吃海产品

碘是合成甲状腺激素的原料，缺碘会造成甲状腺激素合成不足导致甲减，碘缺乏甲减患者食用海产品有补碘的作用。但是不能长期无限制地补充，长期高碘饮食会诱发桥本甲状腺炎，从而加重甲减。

甲状腺结节患者吃海产品视情况而定

甲状腺结节患者能不能吃海产品要根据甲状腺功能而定，甲状腺功能正常，结合尿碘的检测结果选择海产品的种类。一个简单的原则就是尿碘多就少吃，选含碘量少的吃；尿碘少，可适量多吃。

PART 3

补对有益
甲状腺的营养
巩固身体防线

碘 合成甲状腺激素的重要原料

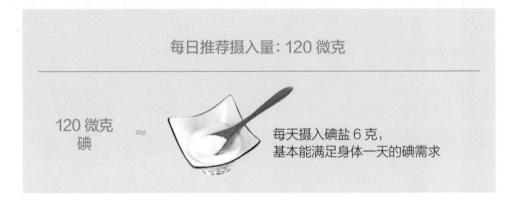

每日推荐摄入量：120 微克

120 微克
碘 ≈ 每天摄入碘盐 6 克，
基本能满足身体一天的碘需求

对甲状腺的好处

人体的甲状腺可以聚集碘，并且将碘合成甲状腺激素，因此碘是合成甲状腺激素的重要原料。碘摄入过多或过少都会对甲状腺造成损害，如高碘引发甲亢，碘缺乏引发甲减等。所以，适宜范围内的碘摄入充足是保证甲状腺功能正常的必要条件。

其他保健功效

- 促进生长发育
- 帮助大脑发育和功能健全
- 防治胎儿先天畸形
- 减少围产期胎儿死亡率

补充搭配红绿灯

😟 **碘 + 皂角苷** = 阻碍碘的吸收

摄入须知

😟 长期大量摄入含抗甲状腺因子的食物，如十字花科植物中的萝卜、甘蓝、菜花，其含有的 β – 硫代葡萄糖苷会干扰甲状腺对碘的吸收利用，导致碘缺乏，引起代偿性甲状腺肿。

😟 桥本甲状腺炎，甲亢、甲状腺结节伴甲亢，各种甲状腺炎伴甲亢，需要进行放射性碘 131 治疗的甲状腺癌患者不宜再补碘。

最佳食物来源

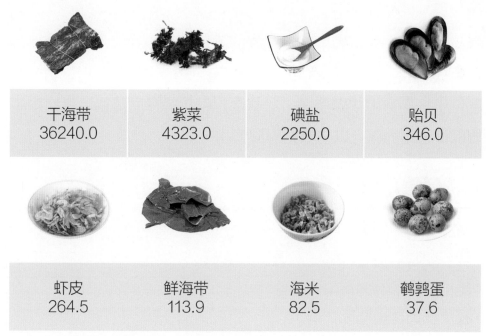

| 干海带 36240.0 | 紫菜 4323.0 | 碘盐 2250.0 | 贻贝 346.0 |

| 虾皮 264.5 | 鲜海带 113.9 | 海米 82.5 | 鹌鹑蛋 37.6 |

注: 为每 100 克可食部含量，单位: 微克。

47

钙 稳定身体各种生理活动

每日推荐摄入量: 800 毫克

800 毫克
钙
≈

牛奶 250 克
+

黑豆 100 克
+

芥菜 150 克

对甲状腺的好处

钙是人体含量最多的矿物质元素，参与激素的分泌，维持身体各项生理功能。如果饮食中钙摄入不足，有可能导致甲状腺功能紊乱，引发多种甲状腺疾病。对于甲亢引起的骨质疏松，在饮食中要保证充足的钙，以防骨钙的继续丢失。

其他保健功效

• 坚固骨骼和牙齿
• 调节细胞和毛细血管的通透性
• 维持肌肉神经的正常兴奋性
• 促进体内多种酶的活性

补充搭配红绿灯

😊 **钙 + 维生素 D** = 促进钙的吸收

😊 **钙 + 优质蛋白质** = 有助于钙的吸收

☹ **钙 + 可乐** = 阻碍钙的吸收和利用

摄入须知

😊 日常吃精白米面较多者，在制作精白米面时可以按照 3：1 或者 4：1 的比例掺入一些豆类或粗粮。

😊 水果和蔬菜打汁饮用时，渣不要丢掉。

最佳食物来源

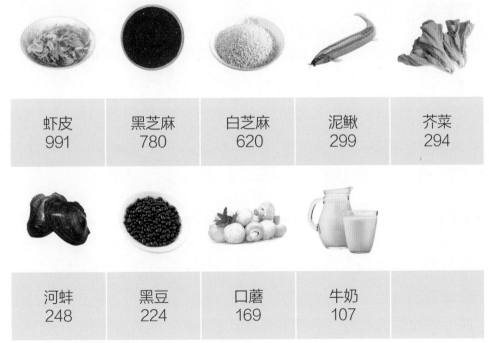

虾皮 991	黑芝麻 780	白芝麻 620	泥鳅 299	芥菜 294
河蚌 248	黑豆 224	口蘑 169	牛奶 107	

注：为每 100 克可食部含量，单位：毫克。

镁 影响甲状旁腺的分泌

每日推荐摄入量：330 毫克

330 毫克
镁 ≈ + +

海蜇皮 100 克　　　口蘑 64 克　　　黑米 68 克

对甲状腺的好处

镁是身体中多种酶的激活剂，参与许多代谢过程，如果镁的摄入量异常就会影响身体正常的新陈代谢。镁在体内与钙、碘的吸收有拮抗作用，体内血镁含量过高，会抑制甲状旁腺激素的分泌，也会影响甲状腺正常分泌甲状腺激素。因此，保证镁的足量摄入有助于维持甲状腺健康。

其他保健功效

• 维持神经和肌肉的正常功能
• 稳定血压
• 对心脏活动具有重要的调节作用，有利于心脏的舒张与休息
• 防治神经性肠胃病

补充搭配红绿灯

☺ **镁 + 氨基酸** = 促进镁的吸收

☺ **镁 +B 族维生素** = 有利于 B 族维生素吸收

摄入须知

☺ 镁在绿叶蔬菜中含量丰富，粗粮、坚果等含量也很丰富，而精制食品、加工食品中的镁含量一般较低，长期以精制食品为主的人要注意补充镁。

最佳食物来源

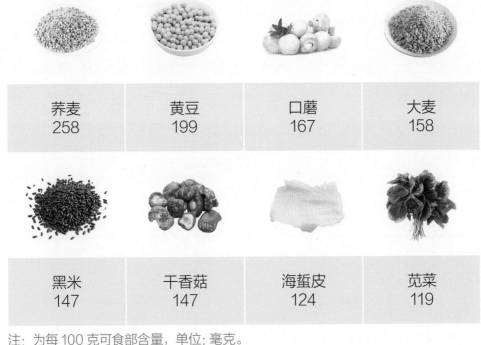

荞麦 258	黄豆 199	口蘑 167	大麦 158
黑米 147	干香菇 147	海蜇皮 124	苋菜 119

注：为每 100 克可食部含量，单位：毫克。

硒 适量补硒可以预防甲状腺疾病

每日推荐摄入量: 60 微克

60 微克硒 ≈ + +

鹌鹑蛋 118 克　　　白菜 110 克　　　干贝 18 克

对甲状腺的好处

甲状腺细胞内存在两种脱碘酶，硒作为其重要的组成元素，间接影响 T_3 合成，如果硒水平异常，将造成甲状腺功能失调，引发不同类型的甲状腺疾病。因此，适量补硒有助于防治甲状腺疾病。

其他保健功效

- 保护心血管，维护心肌健康
- 提高免疫力
- 促进葡萄糖运转，平稳血糖
- 促进生长，维持正常生育功能

补充搭配红绿灯

☺ **硒 + 维生素 E** = 抗衰老，预防癌症与心脏病

☺ **硒 + 维生素 A** = 有助于人体吸收硒

摄入须知

☺ 人体自身不能合成硒，必须从食物中获取。一般来讲，高蛋白质食物中含硒量大于低蛋白质食物，尤以海产品、蛋类和肉类中含量为多。日常饮食中可以有针对性地进行补充。

最佳食物来源

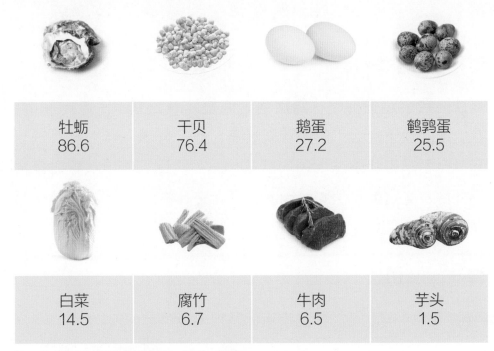

牡蛎 86.6	干贝 76.4	鹅蛋 27.2	鹌鹑蛋 25.5
白菜 14.5	腐竹 6.7	牛肉 6.5	芋头 1.5

注：为每 100 克可食部含量，单位：微克。

维生素A

帮助减少甲状腺肿的发生

成年男性每天摄入 800 微克，成年女性每天摄入 700 微克

700~800 微克 ≈ + +
维生素 A

鸡肉 100 克　　菠菜 70 克　　胡萝卜 50 克
（β - 胡萝卜素）（β - 胡萝卜素）

对甲状腺的好处

碘缺乏会引起多种甲状腺疾病，但是碘缺乏并不是唯一原因，维生素的缺乏也会引起甲状腺疾病。研究显示，维生素 A 缺乏可能会引起甲状腺球蛋白的糖基化发生障碍，使甲状腺激素合成减少，导致甲状腺肿。因此，摄入充足的维生素 A 有助于减少甲状腺肿的发生。

其他保健功效

- 维持正常视觉功能，预防夜盲症及视力减退
- 调节上皮组织细胞的生长
- 维持骨骼正常生长发育
- 促进生长与生殖

最佳营养搭配

☺ **维生素 A + 脂肪** = 促进维生素 A 的吸收和利用

摄入须知

☺ 维生素 A 属于脂溶性物质，即可溶解在脂肪里，因此含有这种物质的食物最好熟吃，用食用油烹饪，或与肉类一起烹饪，以利于其吸收利用。

☺ β - 胡萝卜素进入人体后可转化成维生素 A，因此在饮食中，除了进食富含维生素 A 的动物性食物外，还要适当食用富含 β - 胡萝卜素的蔬菜、水果等。

最佳食物来源

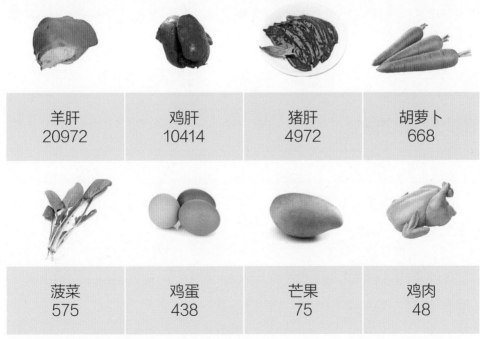

羊肝 20972	鸡肝 10414	猪肝 4972	胡萝卜 668
菠菜 575	鸡蛋 438	芒果 75	鸡肉 48

注：为每 100 克可食部含量，单位：微克。

维生素C 抗氧化，辅助缓解甲亢症状

每日推荐摄入量：100 毫克

100 毫克维生素 C ≈ 猕猴桃 70 克 + 芦笋 100 克 + 苋菜 100 克

对甲状腺的好处

患有甲亢时身体代谢加速，营养消耗过多，容易出现营养不良性贫血，而维生素 C 有助于促进铁吸收。因此，甲亢患者补充维生素 C 有助于改善贫血，抗氧化，辅助治疗甲状腺疾病。

其他保健功效

- 预防感冒
- 消除压力，缓解疲劳
- 降低血清胆固醇，预防动脉粥样硬化
- 抗氧化

最佳营养搭配

☺ **维生素 C + 维生素 E**= 护肤，缓解压力
☺ **维生素 C + 蛋白质** = 抗压，美肤，防黑斑

摄入须知

☺ 维生素 C 是水溶性维生素，并且不耐高温，因此在烹饪蔬菜时要现做现洗，现洗现切，并且用大火快炒，以避免维生素 C 流失。
☺ 维生素 C 广泛存在于新鲜蔬果中，每天喝一杯蔬果汁可以获取丰富的维生素 C，比如苹果、梨、猕猴桃、彩椒等都是很好的打汁原料，但要注意不要滤渣。

最佳食物来源

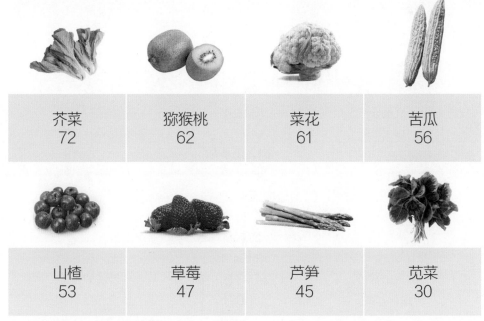

| 芥菜 72 | 猕猴桃 62 | 菜花 61 | 苦瓜 56 |
| 山楂 53 | 草莓 47 | 芦笋 45 | 苋菜 30 |

注：为每 100 克可食部含量，单位：毫克。

高钠饮食 加重水肿

钠有助于平衡人体中的水分，但是高钠饮食会加重甲减黏液性水肿，也会引起高血压。避免高钠饮食首先要控制盐的摄入量——每人每天食盐不超过 6 克，其中包含调料、点心中的隐形盐。

常见高钠食物含盐表

食物名称	钠（毫克）	相当于盐含量（克）
零食		
蚕豆（炸）	547.9	1.37
紫菜（干）	710.5	1.78
山核桃（熟）	855.5	2.14
开心果（熟）	756.4	1.89
春卷（素馅）	535.8	1.34
方便面	1144.0	2.86
龙虾片	639.5	1.60
怪味胡豆	1102.1	2.76
薯片（烧烤味）	508.6	1.27
红薯干	1287.4	3.22
九制梅肉	958.0	2.40
肉、奶类		
扒鸡	1000.7	2.50
奶酪（干酪）	584.6	1.46
海参（干）	4968.0	12.42
调味品		
鸡精	18864.4	47.16
辣椒酱	8027.6	20.07
番茄沙司	1046.8	2.62

注：为每 100 克可食部含量。

七大营养素不可或缺

蛋白质——生命的载体

1 蛋白质是生命的物质基础，人体所有组织器官，包括毛发、皮肤、肌肉、骨骼、内脏、大脑、血液、神经等的组成都需要蛋白质的参与。

2 蛋白质主要参与体内的各种代谢过程，可保证身体的生长、发育、繁殖、遗传，并供给能量，也是更新和修补组织及细胞的主要原料。

食物来源

动物蛋白：畜禽肉、蛋类、鱼类、奶类等。

植物蛋白：豆类、谷类、坚果类，部分蔬菜和水果中也含有蛋白质。

脂肪 ——"能量炸弹"

1 为人体提供能量，维持人体体温。

2 保护内脏和器官免受损伤。

3 脂肪是脂溶性维生素（维生素 A、维生素 D、维生素 E、维生素 K）的最佳溶剂，这些维生素只有溶于脂肪才能更好地被人体吸收。

食物来源

畜禽肉、鱼类、蛋类、牛奶及奶制品、植物油、坚果种子等。

碳水化合物（糖类）——提供能量的"主力军"

1 储存与提供能量。

2 构成机体组织，参与细胞的组成和多种活动。

3 参与蛋白质和脂肪的代谢，节省蛋白质。

食物来源

大米、小米、面粉、黄豆、豌豆、黑豆、土豆、芋头、山药、红薯、葡萄、苹果、香蕉、甘蔗、栗子、核桃、红糖、白糖等。

维生素——人体的"维和部队"

维生素对人体非常重要，如果缺少了维生素，人体的新陈代谢等很多方面都会出现问题。维生素不能在体内合成（或者合成量不足），只能通过食物摄入，因此，及时补充维生素是非常重要的。

维生素根据其溶解性，分为水溶性维生素和脂溶性维生素两大类。

水溶性维生素——溶于水而不溶于脂肪

主要分类	功效	食物来源
维生素C	修补组织，促进生长，防治贫血和坏血病，促进伤口愈合	柿子椒、苦瓜、菜花、白菜、猕猴桃、橙子、山楂、鲜枣等
B族维生素	防治脚气病，促进食欲，促进糖代谢，组成辅酶的主要成分，参与细胞的正常生长，参与铁代谢	谷类、豆类、坚果、蛋类、奶类、动物内脏及瘦肉等

脂溶性维生素——溶于脂肪而不溶于水

主要分类	功效	食物来源
维生素 A（β-胡萝卜素）	保护眼睛，促进生长，维护上皮组织健康	胡萝卜、红薯、玉米、南瓜、菠菜、芒果、动物肝脏等
维生素 D	调节和促进钙、磷的吸收，促进骨骼健康、防治佝偻病，促进牙齿正常发育，抗疲劳	蛋黄、沙丁鱼、三文鱼、金枪鱼、香菇等
维生素 E	抗氧化、预防衰老，促进精子生成，预防动脉硬化	植物油、坚果种子、豆类及绿叶蔬菜

矿物质 ——不可或缺的营养素

1 构成人体骨骼和牙齿的重要材料。

2 维持人体水分的正常分布、体液的酸碱平衡和神经肌肉的正常兴奋性。

3 合成酶、激素等。

食物来源

新鲜蔬果、瘦肉、鱼类等含有丰富的矿物质。

膳食纤维——身体清道夫

1 保护肠道健康，防治便秘，有利于减肥。

2 有助于预防癌症、心脑血管疾病及糖尿病。

食物来源

西蓝花、白菜、燕麦、糙米、玉米、红薯、银耳、木耳、苹果、海带等。

水——生命的润滑剂

1 构成人体组织。

2 输送营养。

3 润滑组织和关节。

4 调节体温。

5 促进消化。

摄入量

一般成人每日 1500~1700 毫升，约 3 瓶矿泉水（1 瓶 550 毫升）。

PART 4

防治甲状腺结节
降低甲状腺癌的风险

甲状腺结节诊断

认识甲状腺结节

甲状腺结节是指由各种原因导致的甲状腺内出现一个或多个组织结构异常的团块，做吞咽动作时会随着甲状腺上下移动。甲状腺结节有单发的也有多发的，多发结节比单发结节的发病率高，而单发结节发展为甲状腺癌的概率较高，但是总体来看，良性结节占绝大多数。

实际上 85%~95% 的甲状腺结节都是良性的，既不需要用药也不需要手术，但是如果在体检中发现结节，还是建议进一步确诊，排除恶性可能，这样更放心。

甲状腺结节的诱因

压力过大	摄入碘过多或过少	经常照射放射线

女性的雌激素、孕激素
因为雌、孕激素的关系，发病率男女比例约 1 : 3

甲状腺结节的检查

●彩超检查

医生用手触摸甲状腺能识别出 1 厘米以上的结节，但是彩超检查可以无死角地观察到甲状腺，能识别出 1 毫米的结节，有助于医生更准确地判断结节的良恶性。彩超检查是必做的。

● 抽血做甲状腺功能检查

确认促甲状腺激素（TSH）也是必做的检查。大部分人的TSH都正常。如果TSH偏高，检查是否有桥本甲状腺炎；如果TSH偏低，检查是否有甲亢。

● 穿刺活检

穿刺活检是用针扎进甲状腺提取小样再做检测，确诊良恶性结节概率比较高，但也不是百分之百，因为如果恰好穿刺在良性组织上，那么恶性组织就成了漏网之鱼。穿刺活检可以选做。

● 甲状腺核素扫描

可以选做。核素扫描如果显示"热结节"，那癌变的可能性较小。

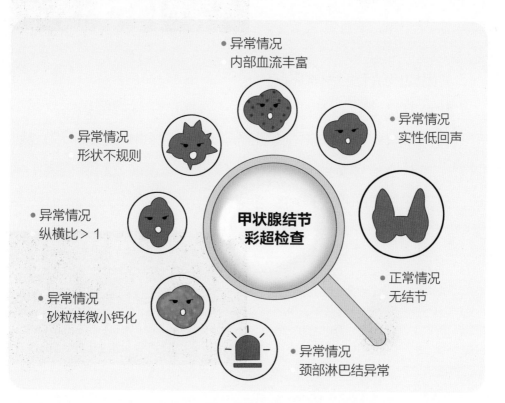

甲状腺结节分为热、温、冷

甲状腺结节检查报告中常会出现"热结节""冷结节"等名词，这是扫描检查甲状腺时，根据显影剂在甲状腺结节内的不同显示情况，可分为热结节、温结节、冷结节，这些不同显影状态和程度有助于医生更好地诊断甲状腺结节的病因。

● 正常甲状腺显像
甲状腺双叶呈蝴蝶状，双叶内放射性分布均匀。

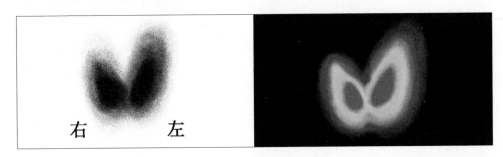

● 出现热结节的甲状腺
热结节是结节的放射性显影高于周围的甲状腺组织。从图中可以看出甲状腺双叶失去正常形态，显影剂在甲状腺结节内显影浓密，右叶是一个类似圆形的放射性分布浓集区，左叶轮廓不清晰，放射性分布稀疏。提示多为良性，一般不会癌变。

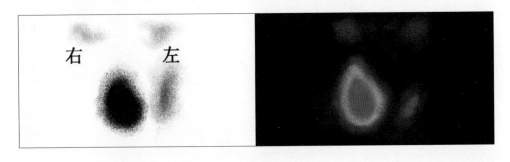

● 出现温结节的甲状腺

温结节的放射性显影与周围甲状腺组织的显影相同。从图中可以看出显影剂在甲状腺结节内的显影与周围正常的甲状腺组织一样。可以看到左叶位置放射性分布与周围甲状腺组织相近，没有稀疏区。提示多为桥本甲状腺炎、亚急性甲状腺炎修复期、甲状腺良性肿瘤。

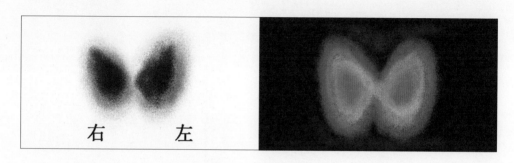

● 出现冷结节的甲状腺

冷结节基本没有放射性显影。从图中可以看出显影剂在甲状腺结节内的显影比周围正常的甲状腺组织要弱。可以看到右叶中间部分放射性分布缺失。提示多为甲状腺癌、甲状腺囊肿、甲状腺腺瘤出血或囊变、亚急性甲状腺炎急性期等。

虽然在冷结节中甲状腺癌占 5%~10%，但并不是说冷结节就等于甲状腺癌。

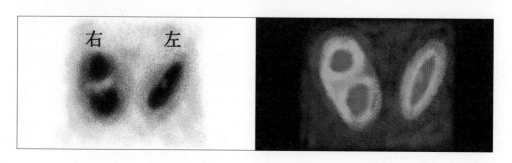

● 甲状腺结节分为"三六九等"

甲状腺结节大部分都是良性的，对身体影响不大，但是它不是单纯的一种疾病，而是一类疾病的统称，所以需要分清不同类型，做好饮食调整。

甲状腺炎性结节

由桥本甲状腺炎、亚急性甲状腺炎等甲状腺炎导致的结节，属于良性病变，这种炎性结节可能伴有甲亢或甲减。

结节性甲状腺肿

主要是由甲状腺长期慢性增生所致，大部分属于良性病变。但是因为结节性甲状腺肿一般属于多发性，可能隐藏有恶性结节，需要检查确诊。可能会伴有甲亢。

甲状腺囊性病变

简单说就是甲状腺里长了一个囊泡，属于良性。

甲状腺腺瘤

甲状腺腺体过度生长形成的一种肿瘤，虽然名为"瘤"，但大多属于良性。

甲状腺恶性肿瘤

甲状腺结节的恶性病变，有一小部分可能伴有甲亢。

观察良性结节，谨防恶性结节

预防甲状腺结节可以降低甲状腺癌的风险，但是患了甲状腺结节也不用太恐慌，恶性只占很少数。

● 良性小结节

直径：小于1厘米。
B超显示：形态规则、边界清晰、无细小钙化等。
甲状腺功能：正常。

一般甲状腺结节都属于良性小结节，是提醒你要注意身体了，但无须用药、无须手术，继续观察，6~12个月复查一次。

● 激进的良性结节

患者脖子粗大，影响生活质量。
炎症反复发作。
结节大，压迫器官和周围组织。
合并甲减。
合并甲亢。

良性结节如果比较激进，会影响甲状腺功能，这时需要遵照医嘱进行治疗，但毕竟还属于良性范畴，不用太过担心和焦虑。

● 良性转恶性

如果在良性期不注意防治，也会有5%~15%的良性转为恶性，所以在良性时期要注意观察，定期复查，一旦发现异常，及早手术。

● 恶性结节

B超显示：结节是低回声，形态不规则，边界不清，内部多钙化，纵横比大于1，生长迅速。

是否属于恶性结节，不应单看结节的大小，而要结合超声检查报告，综合考虑结节形态等。甲状腺癌的侵袭和转移比较缓慢，通过早期手术大多能根除。

甲状腺结节确实会癌变

对于甲状腺结节的发生原因，目前并没有非常明确的结论。很多人一生可能都会与甲状腺结节相伴。

现在人们通常是在体检时，发现自己有甲状腺结节。一看到有结节，心里就会感到恐惧，担心它会癌变。其实，甲状腺结节非常常见，不用太过恐慌。

人们始终对甲状腺结节怀有恐惧，主要是害怕甲状腺结节发展成甲状腺癌。那么甲状腺结节真的会癌变吗？

对于甲状腺结节，最重要的就是判定结节是良性的还是恶性的。

良性结节，除非直径过大，影响外观或产生压迫症状，通常都无须治疗，不用过度担心。研究表明，甲状腺癌和甲状腺良性结节具有各自独立的"生长树"，甲状腺癌与良性结节没有直接关系。也就是说，对于确诊为良性的甲状腺结节，没必要担心其会癌变。但是恶性结节的确癌变的可能性很高。

科普时间

得了甲状腺结节，癌变概率有多大

大部分甲状腺结节都是良性的，甲状腺结节中有 5% ~ 15% 可能成为甲状腺癌。甲状腺结节如果有下列情况，要警惕甲状腺癌的可能。

1. 短期内突然增大。
2. 产生压迫症状，如出现声音嘶哑或呼吸困难。
3. 肿块质地硬，表面粗糙不平。
4. 肿块不随吞咽上下活动。
5. 颈部淋巴结肿大。

饮食要点

体内高碘或缺碘都可能会引起甲状腺结节，有甲状腺结节的人应注意碘的摄入量，是"忌碘"还是"低碘"或是"适碘"，要结合结节合并的症状选择。

合并甲亢的结节宜"忌碘"饮食

合并甲亢的结节要忌碘饮食，食用无碘盐，禁食海产品，特别是高碘海产品如紫菜、海带，同时增加优质蛋白质的摄入，多喝水。

合并桥本甲状腺炎的结节宜"低碘"饮食

有些甲状腺结节与碘摄入过多有关，如桥本甲状腺炎，需要低碘饮食，食用碘盐时要限制高碘食物。

甲功正常的结节宜"适碘"饮食

如果仅表现有轻微甲状腺结节，无其他不适，甲功检查正常，则可以正常饮食，食物多样，碘摄入量控制在每天120微克内。

均衡饮食，适量摄入提高免疫力的食物

健全的免疫系统能抵抗致病菌侵袭。一个人的免疫力除了取决于遗传基因外，还受饮食的影响，因为有些食物的成分有助于增强免疫力。这就要求全面均衡地摄入营养，人体缺少任何一种营养素都会出现这样或那样的症状或疾病。在均衡饮食的前提下，适量增加调节免疫力的食物，有助于预防甲状腺结节。

摄入抗压减压的食物

压力过大、焦虑、紧张等情绪都是引发甲状腺结节的导火索，所以建议平时多摄入一些抗压减压、舒缓心情的食物。

香蕉

香蕉含有维生素 B_6，能使人的心情变得愉快舒畅。香蕉中富含的钾有利于维持人体电解质平衡，使神经肌肉的兴奋性维持常态。所以，常吃香蕉可以缓解紧张情绪。

番茄

番茄含有的番茄红素是优质的抗氧化物，它能在压力产生时保护人体不受自由基伤害，减少疾病的发生。另外，人在承受较大心理压力时，身体消耗的维生素 C 比平时多，番茄含有的维生素 C 能及时补充身体消耗。

牛奶

牛奶富含钙，而钙是天然的神经稳定剂，有稳定情绪的效果。牛奶中的色氨酸有利于合成血清素，可促进睡眠、缓解疲劳。

豌豆

豌豆中含有的 B 族维生素有助于提高抗压力，缓解疲劳。

不宜经常大量吃十字花科蔬菜

十字花科蔬菜如菜花、甘蓝、西蓝花、油菜、萝卜中含有一些致甲状腺肿物质——硫氰酸盐，会与碘竞争进入甲状腺，影响甲状腺激素的合成，导致垂体分泌促甲状腺激素增加，刺激甲状腺生长，易引发甲状腺结节。

虽然十字花科蔬菜含有致甲状腺肿物质，但含量微少，并不会因为正常饮食摄入就造成甲状腺结节。因此，建议健康人群保证食物多样化，每天摄入蔬菜300~500克，不要经常大量吃某一种十字花科蔬菜。吃十字花科蔬菜时，要烹熟后食用。

不宜盲目补碘或完全忌碘

碘摄入量过多或者过少，都会导致甲状腺疾病。如果是合并甲亢的甲状腺结节患者，要忌碘饮食。甲功正常的甲状腺结节患者适碘饮食即可。

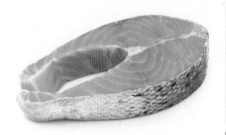

三文鱼

营养关键词		能量	139 千卡
DHA、钾、硒		蛋白质	17.2 克
推荐食量		脂肪	7.8 克
每日 40~75 克		钾	361 毫克
		磷	154 毫克
注：每100克可食部含量，下同。		硒	29 微克

为什么适宜吃

三文鱼富含钾，可以缓解紧张情绪，避免因压力过大而加重甲状腺结节病情；其含有的优质蛋白质、硒能提高人体的免疫功能，增强身体素质。

人群须知

过敏体质者不宜多食；尿酸过高或痛风患者不宜多食；高血压患者不宜多食烟熏三文鱼。

营养师支招

三文鱼宜烧至七八成熟，这样味道既鲜美，又可去除腥味。加热时间过长，肉质会变硬。

三文鱼最好不要用油炸的方式来烹调，否则容易破坏其中的营养物质。

搭配红绿灯

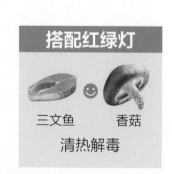

三文鱼　　香菇

清热解毒

清蒸三文鱼

材料　三文鱼肉 300 克，洋葱 100 克，鲜香菇 30 克。

调料　葱丝、姜丝、盐、香油各适量。

做法

1 三文鱼肉洗净，切段，撒少许盐抓匀，腌渍 30 分钟；洋葱去皮和蒂，洗净，切丝；香菇洗净，切片。

2 取盘，放入洋葱丝、香菇片、葱丝、姜丝、香油、三文鱼，大火蒸 5 分钟即可。

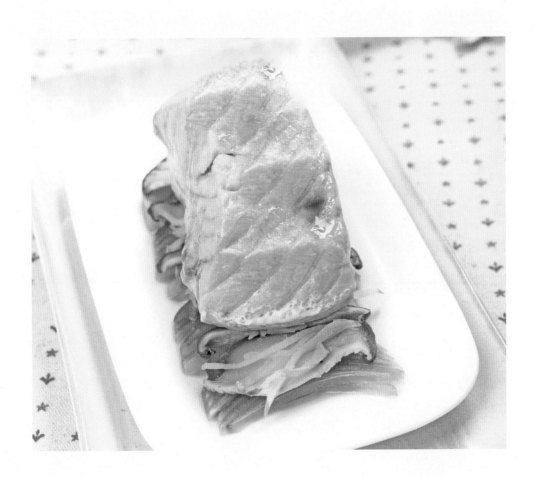

香菇

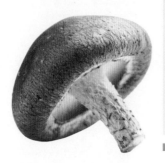

营养关键词		能量	26 千卡
膳食纤维、香菇多糖、维生素 D		蛋白质	2.2 克
		脂肪	0.3 克
推荐食量		碳水化合物	1.9 克
每日 50 克（鲜品）		膳食纤维	3.3 克
		磷	53 毫克

为什么适宜吃

香菇中含有蛋白质和香菇多糖，可以提高免疫力、刺激身体产生干扰素；其含有的膳食纤维还能促进排毒，对辅助治疗甲状腺结节有帮助。

人群须知

香菇中含有较多嘌呤，尿酸高的人和痛风患者不宜多食。

营养师支招

浸泡干香菇宜用温水，这样才能将其中的核糖核酸催化而释放出鲜味物质。

长得特别大朵的鲜香菇最好不要食用，因为很可能是施用激素催肥的。

搭配红绿灯

香菇 🙂 鸡肉
促进食欲、健脑益智

香菇 🙂 薏米
健脾益胃、协同抗癌

香菇滑鸡粥

材料 大米、鸡胸肉各 50 克，鲜香菇 80 克，生菜 20 克，鸡蛋清 1 个。

调料 盐、香油、淀粉、料酒各适量。

做法

1 大米洗净；香菇洗净，切片；鸡胸肉洗净，切丝，加鸡蛋清、淀粉、料酒抓匀，腌渍 5 分钟；生菜洗净，切丝。

2 大米放入锅中，加水大火烧开，转小火煮 20 分钟，然后将香菇片、鸡丝放入锅内，再煮 3 分钟，最后放入生菜丝关火，加盐、香油调匀即可。

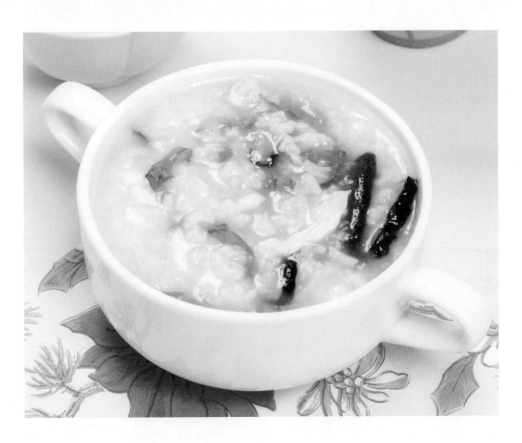

柿子椒

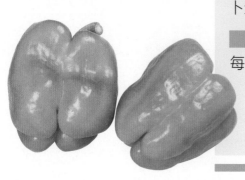

营养关键词

维生素C、胡萝卜素、钾

推荐食量

每日 50~100 克

能量	27 千卡
蛋白质	1.4 克
脂肪	0.3 克
碳水化合物	3.7 克
维生素C	62 毫克
胡萝卜素	340 微克
钾	209 毫克

为什么适宜吃

柿子椒富含维生素C等多种维生素，有助于调节免疫力、缓解压力；其富含的钾有助于稳定情绪，预防和辅助治疗甲状腺结节。

人群须知

食管炎、胃肠炎、胃溃疡、痔疮患者慎食；阴虚火旺、高血压、肺结核患者慎食。

营养师支招

炒食柿子椒不宜使用酱油，因为酱油会使柿子椒的鲜绿颜色变暗。

搭配红绿灯

柿子椒　　鸡蛋

开胃促食

柿子椒　　猪肉

提高免疫力、
缓解疲劳

柿子椒豆豉炒蛋

材料 柿子椒 200 克，鸡蛋 2 个，淡豆豉 20 克。

调料 盐 2 克。

做法

1 鸡蛋打散，加盐搅匀；柿子椒洗净，去蒂除子，切菱形片；
  淡豆豉剁碎，待用。

2 炒锅置火上，倒油烧热，倒入鸡蛋液翻炒至熟，盛出。

3 锅留底油烧热，倒入豆豉碎炒香，加入柿子椒片炒至断生，
  加鸡蛋炒匀，加盐调味即可。

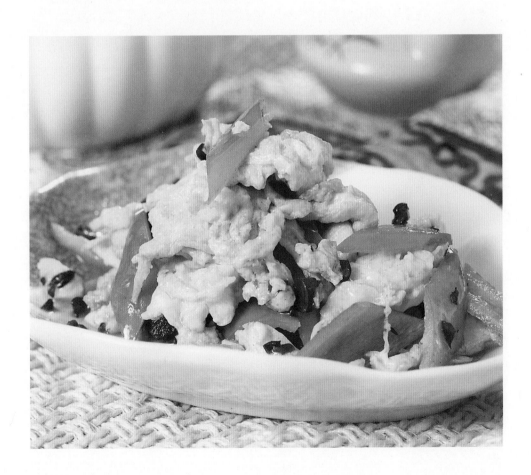

洋葱

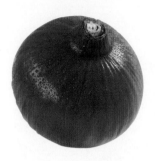

营养关键词		能量	40 千卡
钾、硫化物		蛋白质	1.1 克
推荐食量		脂肪	0.2 克
每日 50~100 克		碳水化合物	8.1 克
		钾	147 毫克
		镁	15 毫克

为什么适宜吃

洋葱含有的硫化物能够提高人体免疫功能，其含有的钾能缓解紧张情绪，有利于甲状腺结节恢复。

人群须知

洋葱有刺激性，患有皮肤瘙痒性疾病、眼疾、眼部充血者慎食。

营养师支招

把洋葱放水中，浸泡 3 分钟左右再切，可有效避免刺激眼睛。

洋葱一次不宜吃得过多，否则会出现腹胀、视物模糊等不适。

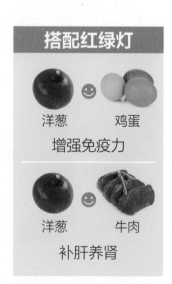

搭配红绿灯

洋葱 ☺ 鸡蛋

增强免疫力

洋葱 ☺ 牛肉

补肝养肾

洋葱炒鸡蛋

材料　洋葱1个，鸡蛋2个。

调料　盐2克，白糖3克，五香粉少许。

做法

1 洋葱去老皮和蒂，洗净，切块；鸡蛋磕开，打散。

2 炒锅置火上，倒油烧热，倒入鸡蛋液炒成块，盛出。

3 锅留底油烧热，放入洋葱块炒熟，倒入鸡蛋块翻匀，调入盐、白糖、五香粉即可。

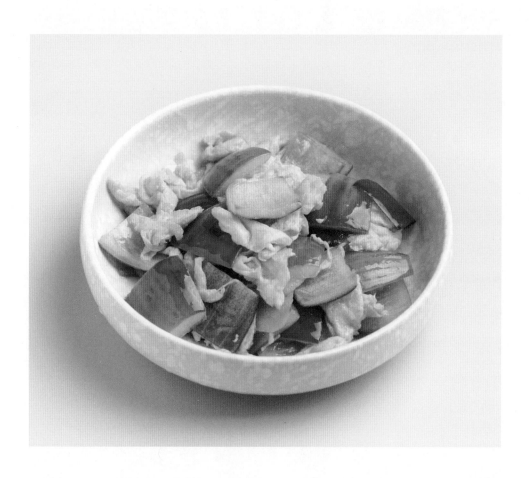

香蕉

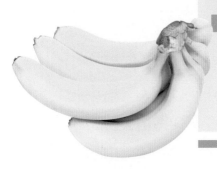

营养关键词		能量	93 千卡
镁、钾、碳水化合物		蛋白质	1.4 克
推荐食量		脂肪	0.2 克
每日 1~2 根		碳水化合物	20.8 克
		钾	256 毫克
		镁	43 毫克

为什么适宜吃

香蕉富含钾、镁等多种矿物质，能有效调节紧张、压抑的情绪，并能缓解疲劳，对改善甲状腺结节有益，还能辅助预防血压上升。

人群须知

脾胃虚寒、便溏腹泻者不宜多食；痛经、风寒感冒者不宜多食。

营养师支招

香蕉蘸适量蜂蜜食用，对痔疮、便后出血有较好的食疗功效。

空腹时，不要吃太多香蕉，以免血液中镁的含量突然大幅增加，抑制心血管正常运作。

未成熟的香蕉不宜吃，容易导致便秘。

搭配红绿灯

香蕉   燕麦
提高睡眠质量

香蕉   蜂蜜
美容养颜、通便

香蕉   芋头
容易导致胃部不适

香蕉土豆泥

材料 香蕉1根，土豆1个。

调料 蜂蜜10克。

做法

1 土豆洗净，蒸熟，去皮，捣成泥；香蕉去皮，取肉，碾成泥。

2 取碗，放入土豆泥和香蕉泥，加蜂蜜搅拌均匀即可。

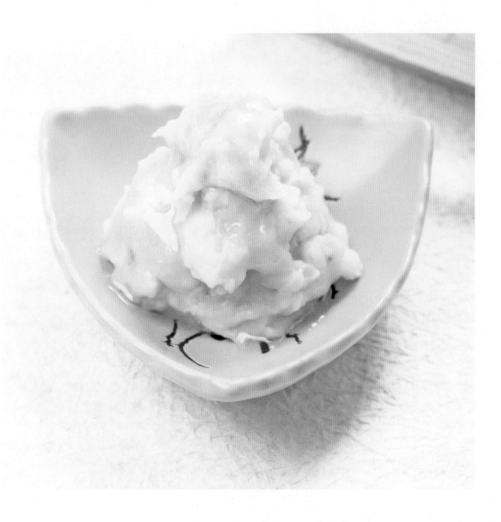

番茄

营养关键词		能量	20 千卡
钾、胡萝卜素、番茄红素		蛋白质	0.9 克
		脂肪	0.2 克
推荐食量		碳水化合物	3.5 克
每日 100~150 克		维生素 C	19 毫克
		胡萝卜素	550 微克
		钾	163 毫克

为什么适宜吃

番茄所含的番茄红素可保护身体免受自由基损伤，提高对疾病的抵抗能力；其含有的维生素 C、钾还能缓解心理压力，对甲状腺结节的预防和辅助治疗大有帮助。

人群须知

消化不良、腹泻、急性肠炎、溃疡患者不宜吃太多。

营养师支招

烹调时，最好大火快炒，因为其中的维生素 C 遇热易被破坏，导致营养价值降低。未熟透的番茄不宜食用，否则易引起头晕、恶心、呕吐等中毒症状。

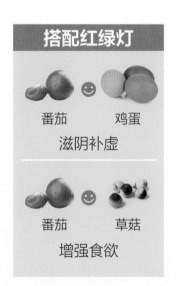

搭配红绿灯

番茄　☺　鸡蛋
滋阴补虚

番茄　☺　草菇
增强食欲

草菇炒番茄

材料 番茄 200 克，草菇 150 克，柿子椒 50 克。

调料 料酒、白糖、水淀粉各 5 克，葱末、蒜末各 8 克，盐 2 克。

做法

1 番茄洗净，切块；草菇洗净，切块，放沸水中焯熟；柿子椒洗净，去蒂除子，切片。

2 锅中油烧热，放入草菇块、料酒翻炒出香味，放番茄块、柿子椒片、蒜末、葱末翻炒至熟，加白糖、盐调味，用水淀粉勾芡即可。

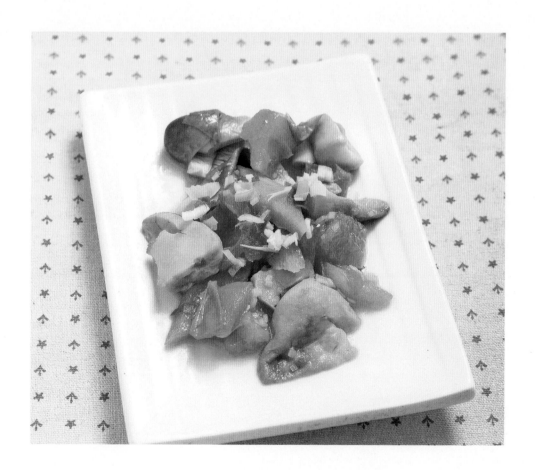

豌豆

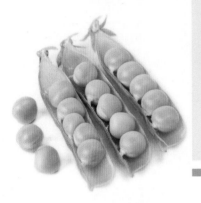

营养关键词		能量	334 千卡
膳食纤维、钾、碳水化合物		蛋白质	20.3 克
		脂肪	1.1 克
推荐食量		碳水化合物	65.8 克
每日 50 克		膳食纤维	10.4 克
		胡萝卜素	220 微克
		钾	823 毫克

为什么适宜吃

豌豆含有植物凝集素等物质，具有抗菌消炎的功能；豌豆中含有类胡萝卜素有助于稳定细胞膜、抗氧化，保护甲状腺。

人群须知

豌豆吃多了容易引起腹胀，特别是脾胃虚弱的人不宜多食，以免造成消化不良性腹泻。

营养师支招

烹制豌豆时不宜加碱，以免破坏其中的营养物质。豌豆适合做配菜食用。

油炸豌豆等小零食含油脂较多，不易消化，应少吃。

未熟透的豌豆不宜食用，以免造成食物中毒。

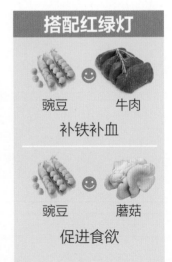

搭配红绿灯

豌豆 牛肉
补铁补血

豌豆 蘑菇
促进食欲

豌豆牛肉粒

材料 豌豆粒 150 克，牛肉 200 克。

调料 红辣椒、蒜片、料酒、生抽各 10 克，水淀粉 20 克，鸡汤
40 克，姜片 5 克，盐、香油各 3 克。

做法

1 豌豆粒洗净，用沸水焯烫 30 秒，沥干；红辣椒切圈；牛肉洗
净，切粒，加入料酒、盐和水淀粉拌匀腌 15 分钟。

2 油锅烧热，爆香蒜片、姜片和红辣椒圈，倒入腌好的牛肉粒
翻炒片刻，加入豌豆粒，调入生抽、鸡汤和水淀粉翻炒均匀，
淋入香油即可。

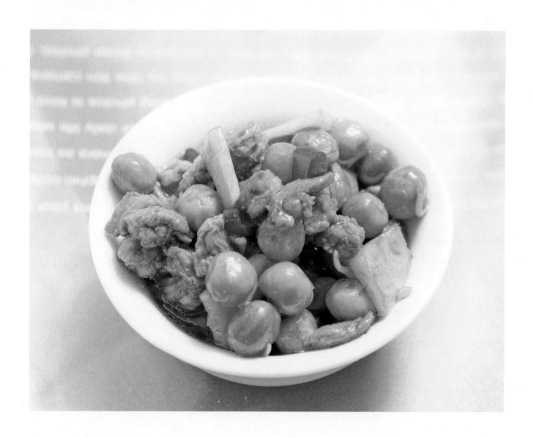

日常注意事项

慢跑增强身体素质

慢跑简便易行，不需要特殊的场地和器材，适合各个年龄段的朋友。养成良好的慢跑习惯，可以增强身体素质，防病抗病。

● **具体方法**

速度

慢跑的速度通常为每分钟 100~120 米，可根据自己的身体状况，酌情加快或放慢。

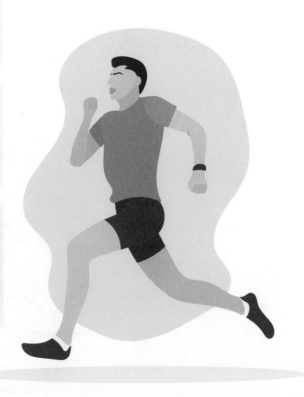

时间

一天中跑步的最佳时间在 16：00~18：00。

次数

开始每次 10~15 分钟，在一个月内逐步增至每次 20 分钟，每周 3 次。

1 慢跑时要选择平坦的路面。

2 不要穿皮鞋或塑料底鞋，在水泥路面慢跑最好穿厚底胶鞋。

3 如果慢跑后出现食欲缺乏、疲乏倦怠、头晕心慌等情况，必须加以调整，或咨询医生。

4 跑的速度不宜太快。慢跑时以不觉得难受，不喘粗气，不面红耳赤，能边跑边说话为宜。

垂钓缓解精神焦虑

垂钓可以让人情绪稳定。人在垂钓时，注意力相对集中，会自然而然忘记许多烦心事，保持平和舒畅的心境。并且，水边存在丰富的负氧离子，再加上户外空气清新，这些外部环境也有利于让人心情平静。

参加有益身心健康的活动

甲状腺结节患者如果经常考虑自己的病情，容易产生不良情绪，不利于健康。因此应安排一些有益于身心健康的活动来转移自己的注意力，如参加体育运动、听书、读书、参加社会公益活动等，使自己的注意焦点从自身疾病转移到各项有益活动中去，保持良好的精神状态，有利于病情的好转。

远离吸烟、熬夜和噪声

吸烟会增加甲状腺结节的发病率。烟草中含有的毒性物质会抑制碘的吸收，使身体内碘的浓度下降导致甲状腺结节的发生。吸烟还会刺激甲状腺激素的转化，抑制外周脱碘酶活性，直接刺激垂体，使促甲状腺激素水平升高，导致甲状腺结节的发生。所以，不管是否已经患有甲状腺结节，为了身体健康都应该戒烟。

长期熬夜会让身体免疫功能失调，甲状腺疾病就会找上门。焦虑、紧张等情绪都是引发甲状腺结节的导火索，长期熬夜也会加重焦虑等情绪问题，因此熬夜与焦虑形成一个恶性循环，最终让甲状腺受到伤害，容易导致甲状腺结节的发生。所以，养成良好的作息习惯，是预防和缓解甲状腺结节的重要手段。

噪声对人体健康有着潜在威胁，噪声通过听觉器官传入大脑皮质自主神经中枢，久而久之，就会引起人体自主神经调节功能紊乱，使人情绪压抑、烦躁、焦虑。因此，不管是生活环境还是工作环境，都应该保持安静欢乐的氛围。

PART **5**

甲状腺功能亢进调养
让亢奋的甲状腺安静下来

甲状腺功能亢进诊断

认识甲状腺功能亢进

甲状腺功能亢进简称"甲亢"，简单理解就是多种原因引起甲状腺合成或释放了过多的甲状腺激素，让甲状腺亢奋了。甲亢发病率比较高，每100~200人中就有一个甲亢患者。

甲状腺功能亢进的诱因

遗传因素
部分甲亢患者有甲亢家族史

精神因素
性格急躁，情绪不稳定，精神压力大，长期抑郁都可能诱发甲亢

饮食环境因素
生活在富碘地区的人或者经常过多食用海产品等高碘食物的人群

性别和年龄因素
甲亢患者女性高于男性，中青年女性最容易发生甲亢

药物因素
有的人经常服用含甲状腺激素的药物，会导致药源性甲亢

感染因素
有些细菌、病毒会刺激甲状腺组织，诱发甲亢

甲状腺功能亢进的临床表现

甲亢发病缓慢，一发病通常是全身多系统的症状，如果症状集中在某一系统，很容易与该系统的病症混淆，而造成漏诊、误诊，所以要辨清甲亢的主要临床表现。

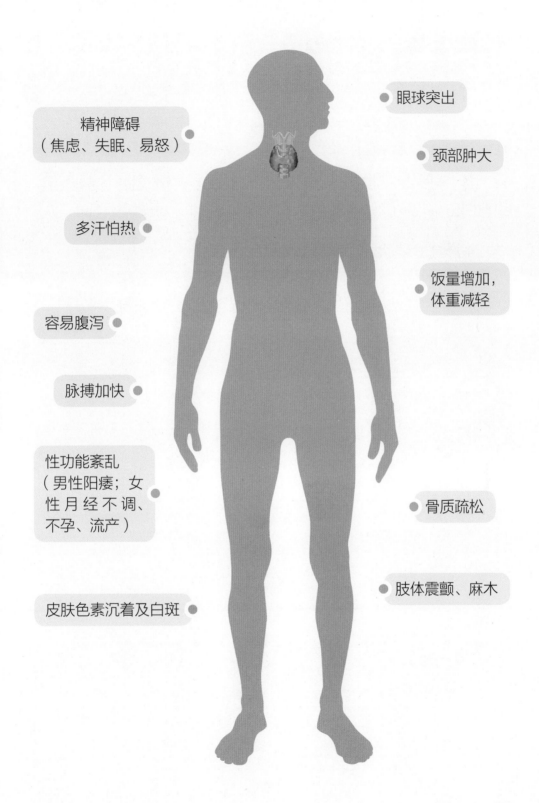

精神障碍
（焦虑、失眠、易怒）

多汗怕热

容易腹泻

脉搏加快

性功能紊乱
（男性阳痿；女
性月经不调、
不孕、流产）

皮肤色素沉着及白斑

眼球突出

颈部肿大

饭量增加，
体重减轻

骨质疏松

肢体震颤、麻木

甲状腺功能亢进的检查

甲亢只能通过血液检测诊断，检查单上最常见的就是：$T_3\uparrow$，$FT_3\uparrow$，$T_4\uparrow$，$FT_4\uparrow$，$TSH\downarrow$，TRAb 正常或$\uparrow$。这是因为甲亢就是由于甲状腺分泌的 T_3、T_4 过多，所以 T_3、FT_3、T_4、FT_4 数值是升高的，到一定程度会抑制 TSH 的分泌，即 TSH 降低。也有部分甲亢患者只表现 T_3、$FT_3\uparrow$，T_4、FT_4 正常，$TSH\downarrow$。

● 最全的甲状腺功能检查包括以下指标

英文名	中文名	来自哪里
TSH	促甲状腺激素	脑垂体
T_3	三碘甲状腺原氨酸	甲状腺
FT_3	游离三碘甲状腺原氨酸	甲状腺
T_4	甲状腺素	甲状腺
FT_4	游离甲状腺素	甲状腺
TPOAb	甲状腺过氧化物酶抗体	免疫系统
TgAb	甲状腺球蛋白抗体	免疫系统
TRAb	促甲状腺受体抗体	免疫系统

科普时间

抽血当天虽然不需要空腹，但是要避免过度进食，且忌进食大量碳水化合物食物后抽血。如果抽血检查甲状腺功能的同时需要检查肝功能，此时需要空腹抽血，以免影响肝功能的检查结果。

饮食要点

高能量饮食

甲亢患者蛋白质、脂肪和碳水化合物的代谢会加速，并且身体耗氧量和产热都有所增加，如果不注意补充，会导致身体能量摄入不足，出现营养不良。一般来说，甲亢患者的饮食中，每日能量供给应比健康人增加 50%~75%。

首先，按公式算出自己的标准体重。

标准体重计算公式：标准体重（千克）= 身高（厘米）-105

然后，根据公式算出自己的体质指数。

体质指数（BMI）公式：BMI= 现有体重（千克）÷［身高的平方（米²）］。得出了体质指数后，对照下表来判断自己到底是胖还是瘦。

● 中国成年人体质指数标准

消瘦	正常	超重	肥胖
< 18.5	18.5~23.9	24~27.9	≥ 28

算出体质指数后，还要确定自己的劳动强度，再由此确定自己需要的能量标准。劳动强度一般分为五种情况：极轻体力劳动、轻体力劳动、中等体力劳动、重体力劳动和极重体力劳动。

劳动强度级别	分级参考标准
极轻体力劳动	以坐着为主的工作，如会计、秘书等办公室工作
轻体力劳动	以站着或少量走动为主的工作，如教师、售货员等
中等体力劳动	如学生的日常活动等
重体力劳动	如体育运动、非机械化农业劳动等
极重体力劳动	如非机械化的装卸、伐木、采矿、砸石等

最后，查出每日每千克标准体重需要的能量，根据公式算出每日所需总能量。

每日所需总能量 = 标准体重（千克）× 每日每千克标准体重需要的能量（千卡）

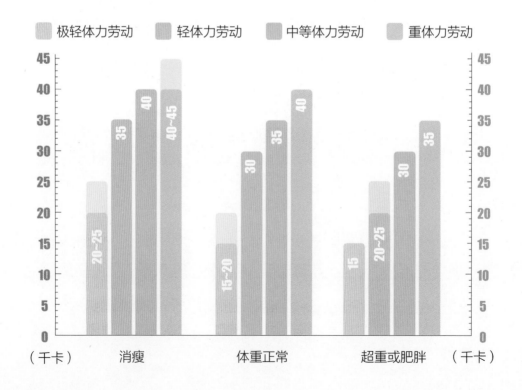

例如：王先生，58岁，身高170厘米，体重为85千克，从事办公室工作。

标准体重（千克）：170 - 105=65千克

体质指数（BMI）：$85 \div 1.7^2 \approx 29.41$，属于肥胖。

从事办公室工作的劳动强度级别属于极轻体力劳动，所以王先生可从前面的图中查找出他每日每千克标准体重需要的能量是15千卡。

每日所需总能量为65×15=975千卡，如果王先生患有甲亢，就需要在此基础上增加50%~75%能量，也就是1462.5~1706.25千卡。

高蛋白质饮食

甲亢患者通常伴有消瘦、肌肉萎缩等症状，需要额外补充蛋白质，每天蛋白质的供给量应根据自己的体重来计算，保证在每千克体重补充1.5克以上的蛋白质，其中，优质蛋白质的供应量在60%以上。如体重为65千克的甲亢患者，应每日补充蛋白质97.5（65×1.5）克以上，其中优质蛋白质要达到58.5（97.5×60%）克以上。富含优质蛋白质的食物有瘦畜肉、去皮禽肉、大豆及其制品、奶及奶制品、低碘鱼类等。

高维生素饮食

甲亢患者代谢快、消耗大，肠蠕动增加，排尿增加，B族维生素、维生素A、维生素C等多种维生素的消耗量明显增多。因此，甲亢患者应保持增加维生素的供应量，特别是水溶性维生素。

适量增加碳水化合物的摄入

充足的碳水化合物可以提供充足的能量，还可使蛋白质发挥其特有的生理功能，但是由于甲亢患者会出现类似糖尿病样的血糖变化，所以膳食中应适量增加碳水化合物的摄入，而不是完全通过增加碳水化合物来提供能量。

通常应保证每日碳水化合物的供给量占总能量的60%~65%，同时要控制摄入血糖生成指数高的食物，如减少一部分精制米面类主食，加入粗杂粮及土豆、山药等富含淀粉的薯类，以平稳血糖。

适量补充钙、磷

甲亢会导致骨骼的更新率加快，出现骨质脱钙、骨质疏松等症状，所以每日补充足量的钙、磷等矿物质十分必要，尤其是症状长期得不到控制的患者及老年甲亢患者。富含钙、磷的食物有牛奶、酸奶、奶酪、果仁等。另外，补充维生素 D 有助于促进钙的吸收。

多喝水

由于甲亢患者的基础代谢加快，出汗增多，容易导致体内水和矿物质过度流失，因此甲亢患者应该多喝水，及时补充身体丢失的水分。

忌富含碘的食物

碘是甲状腺激素合成的必需原料。甲亢患者一旦摄入过多的碘，会使甲状腺激素分泌增多，导致甲状腺组织硬化，延长药物治疗时间。研究发现，过量摄入碘会使甲亢治愈率下降。摄入过多的碘还有可能诱发各种并发症，因此日常饮食中应限制碘的摄入，碘盐、海产品等高碘食物也要警惕。

远离辛辣食物、提神饮料

甲亢患者应避免食用刺激性食物如生葱、大蒜、辣椒等，这些会使高度兴奋的身体代谢功能更加亢进。很多甲亢患者会有心率过快等症状，更应该禁止饮用提神饮料、酒等。

慎食富含膳食纤维的食物

甲亢患者的甲状腺激素分泌增多时，消化功能增强，同时胃肠蠕动也会加快，排便次数会增多，膳食纤维摄入过多会增加排便次数，还会加速营养物质的流失，对甲亢患者的健康不利。因此，甲亢患者不宜经常食用富含膳食纤维的食物。一般口感略粗糙的食物含有比较丰富的膳食纤维，应慎重选用。

牛肉

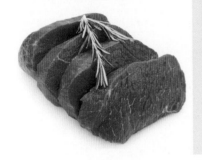

营养关键词		能量	125 千卡
优质蛋白质、铁、锌		蛋白质	19.9 克
推荐食量		脂肪	4.2 克
每日 40~75 克		碳水化合物	2.0 克
		烟酸	6 毫克
		铁	3 毫克
		锌	5 毫克

为什么适宜吃

牛肉富含优质蛋白质，容易被身体吸收，能很好地为甲亢患者补充营养和能量。同时，牛肉中富含锌、铁，有利于甲亢患者预防贫血。

人群须知

消化能力较弱的人，痛风急性发作期患者慎食。

营养师支招

牛肉宜横切，将长纤维切断，这样不仅易入味，也容易消化。

吃牛肉的时候可以喝一杯橙汁或酸梅汤，有利于营养吸收。

烹制牛肉时放一个山楂、一块橘皮或者一点儿茶叶，可以使牛肉更容易熟烂。

搭配红绿灯

 ☺

牛肉　　　柿子椒
预防贫血、增强体力

 ☺

牛肉　　　黄豆
补铁、补蛋白质

 ☹

牛肉　　　白酒
容易引起脂肪肝

沙茶牛肉

材料　牛肉 300 克，柿子椒 100 克。

调料　沙茶酱、淀粉、料酒各 10 克，盐（无碘盐）2 克，香菜段、姜末各适量。

做法

1 牛肉洗净，切片，加料酒、盐、淀粉腌入味；柿子椒洗净，去蒂除子，切丝。

2 油烧至六成热，放牛肉片炒至变色，盛起。

3 锅留底油，爆香姜末，放入柿子椒丝翻炒，加牛肉片快速翻炒，再加沙茶酱炒匀，撒香菜段即可。

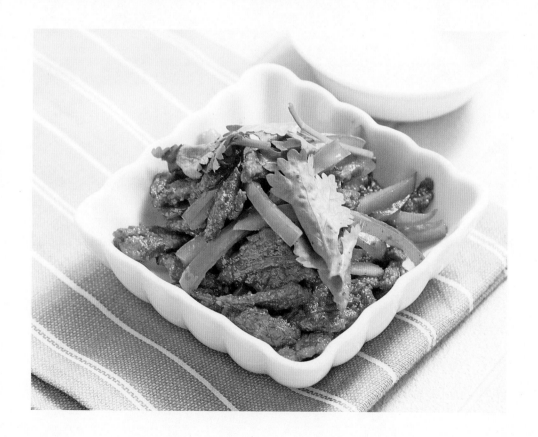

黑豆

营养关键词		能量	401 千卡
蛋白质、碳水化合物、钙		蛋白质	36.0 克
		脂肪	15.9 克
推荐食量		碳水化合物	33.6 克
每日 40 克		膳食纤维	10.2 克
		磷	500 毫克
		钙	224 毫克

为什么适宜吃

黑豆能为甲亢患者提供优质蛋白质和碳水化合物，进而提供充足的能量。黑豆还能为甲亢患者补充钙、磷，起到强化骨骼的作用。

人群须知

黑豆属于高嘌呤类食物，痛风患者应少吃；黑豆不易消化，消化不良者慎用。

营养师支招

黑豆宜煮着吃，也可打成豆浆饮用，这样能更好地吸收黑豆中的营养。

黑豆烹饪前最好浸泡 2~3 小时，易熟、易入味。

炒黑豆多食易上火，不宜多食。

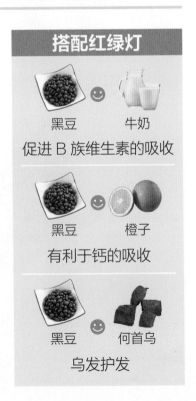

搭配红绿灯

黑豆　　牛奶
促进 B 族维生素的吸收

黑豆　　橙子
有利于钙的吸收

黑豆　　何首乌
乌发护发

黑豆渣馒头

材料 黑豆渣 100 克，面粉 300 克，玉米面 50 克，酵母 4 克。

做法

1 将黑豆渣、面粉、玉米面和酵母加温水和成面团，覆上保鲜膜置于温暖处，发酵至呈蜂窝状为止。

2 取出面团，揉搓成圆柱状，用刀切成小块，揉成圆形或方形馒头坯。

3 蒸锅水开后将馒头坯放在屉布上，中火蒸 20 分钟即可。

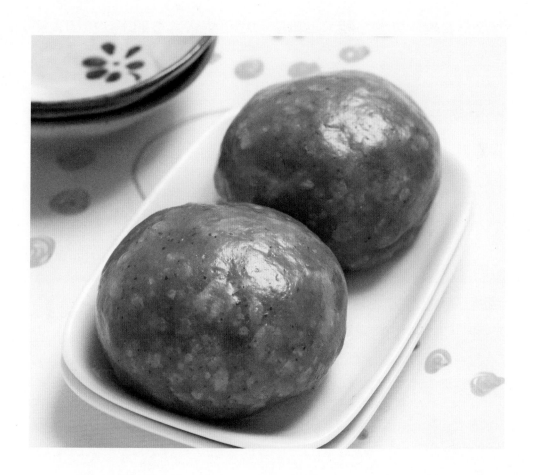

丝瓜

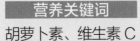

营养关键词		能量	16 千卡
胡萝卜素、维生素C		蛋白质	1.3 克
推荐食量		脂肪	0.2 克
每日 100 克		碳水化合物	4.0 克
		膳食纤维	1.7 克
		维生素 C	4 毫克
		胡萝卜素	155 微克

为什么适宜吃

丝瓜含有维生素 C、胡萝卜素等多种维生素，有助于保持甲亢患者维生素的供应。

人群须知

脾胃虚寒、大便溏薄者尽量少吃。

营养师支招

丝瓜汁水丰富，宜现切现做，以免营养成分随汁水流失。

丝瓜的味道清甜，烹煮时不宜加酱油和豆瓣酱等口味较重的调料，以免抢味。

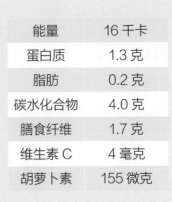

搭配红绿灯

丝瓜　　　鸡蛋
清热解毒、滋阴润燥

丝瓜　　　番茄
清热利尿、降压护心

丝瓜炒鸡蛋

材料　丝瓜 300 克，鸡蛋 2 个。

调料　盐（无碘盐）、葱花各适量。

做法

1 丝瓜去皮洗净，切滚刀块，放入开水中焯一下；鸡蛋打散。

2 锅中放油，将鸡蛋炒熟后盛出备用。

3 另起锅，爆香葱花，加入焯过水的丝瓜块，加盐翻炒 30 秒，加入炒好的鸡蛋，翻炒均匀即可。

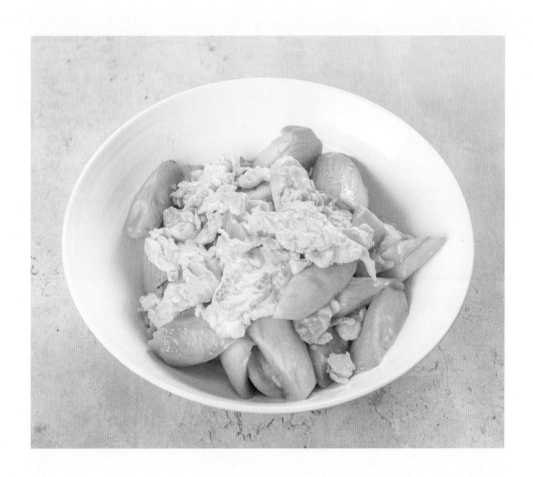

土豆

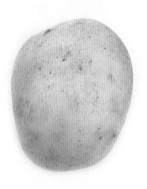

营养关键词		能量	77 千卡
碳水化合物、维生素 B_1、钾		蛋白质	2 克
		脂肪	0.2 克
推荐食量		碳水化合物	17.2 克
每日 100 克		膳食纤维	0.7 克
		维生素 B_1	0.6 毫克
		钾	342 毫克

为什么适宜吃

土豆能为甲亢患者提供碳水化合物，保持身体的能量供给。同时，土豆中富含钾，有利于平衡身体钾钠水平，可缓解水肿等。

人群须知

高血压患者宜适当多食土豆，有助于平稳血压。

营养师支招

土豆宜蒸、煮、炒食，避免油炸，以免摄入过多油脂。

发芽或未成熟的土豆不可食用。

削土豆时不宜削得太狠，刮掉薄薄一层即可，因为土豆皮下面的汁液中含有丰富的营养物质。

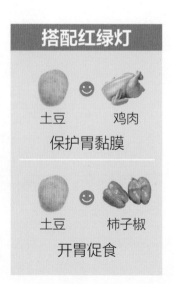

搭配红绿灯

土豆 😊 鸡肉

保护胃黏膜

土豆 😊 柿子椒

开胃促食

土豆鸡肉粥

材料　鸡肉 50 克，土豆、大米各 100 克。

调料　盐（无碘盐）适量。

做法

1 大米淘洗干净，浸泡备用；鸡肉洗净，切块，焯水；土豆洗净，去皮，切块待用。

2 锅中加水煮沸，放入鸡块，小火煮 20 分钟；把大米、土豆块倒入锅中，煮沸后转小火熬至黏稠，加盐略煮即可。

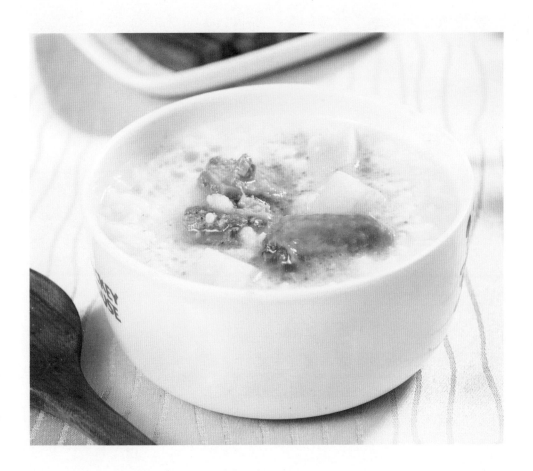

山药

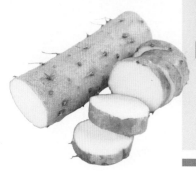

营养关键词		
植物多糖、黏液蛋白、碳水化合物	能量	57 千卡
	蛋白质	1.9 克
	脂肪	0.2 克
推荐食量	碳水化合物	12.4 克
每日 50~100 克	膳食纤维	0.8 克
	钾	213 毫克

为什么适宜吃

山药富含植物多糖、黏液蛋白，可调节人体免疫力，帮助甲亢患者强体补虚。同时山药也是甲亢患者摄取碳水化合物、补充能量的良好来源。

人群须知

山药有收涩、通便的双重作用，大便干燥者、燥热体质者和肠胃易胀气者不宜过多食用。

营养师支招

同一品种山药，须毛越多的越好，这种山药口感更面，植物多糖含量更丰富。

山药皮中含有的皂苷会引起皮肤过敏发痒，去皮时不宜直接接触，最好戴手套。

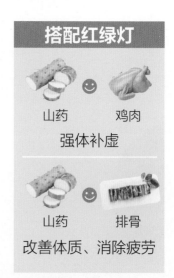

搭配红绿灯

山药 ☺ 鸡肉
强体补虚

山药 ☺ 排骨
改善体质、消除疲劳

鸡肉山药粥

材料　大米 80 克，鸡胸肉 50 克，山药 100 克。

调料　盐（无碘盐）2 克，葱末 3 克，料酒少许。

做法

1 大米淘洗干净；鸡胸肉洗净，切碎；山药洗净，去皮，切丁。

2 砂锅置火上，将鸡肉碎和大米放入锅里煮至熟烂，然后放入山药丁，煮至熟软，加盐、料酒调味，撒上葱末即可。

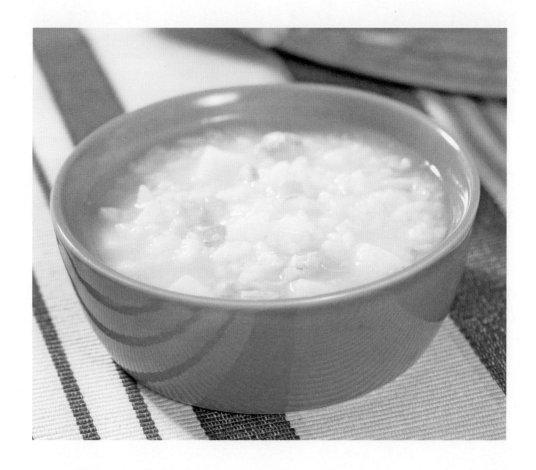

苹果

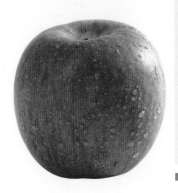

营养关键词		能量	54 千卡
维生素 E、钾		蛋白质	0.2 克
推荐食量		脂肪	0.2 克
每日 100~200 克		碳水化合物	13.5 克
		膳食纤维	1.2 克
		维生素 E	2 毫克
		钾	119 毫克

为什么适宜吃

甲亢患者代谢快、消耗大、排尿多，维生素、矿物质的消耗量明显增多，而苹果可以为甲亢患者补充维生素和矿物质。同时，苹果中含有的碳水化合物有助于为人体供能。

人群须知

胃寒者、糖尿病患者不宜多食。

营养师支招

饭后不宜立即吃苹果，不利于消化。苹果在饭前 1 小时或饭后 2 小时吃最为合适。

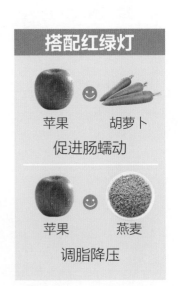

搭配红绿灯

苹果 ☺ 胡萝卜
促进肠蠕动

苹果 ☺ 燕麦
调脂降压

胡萝卜苹果汁

材料 苹果 150 克，胡萝卜 50 克。

做法

1 苹果洗净，去皮、去核，切丁；胡萝卜洗净，去皮，切丁。
2 将苹果丁、胡萝卜丁放入果汁机中，加入适量饮用水搅打均
   匀即可。

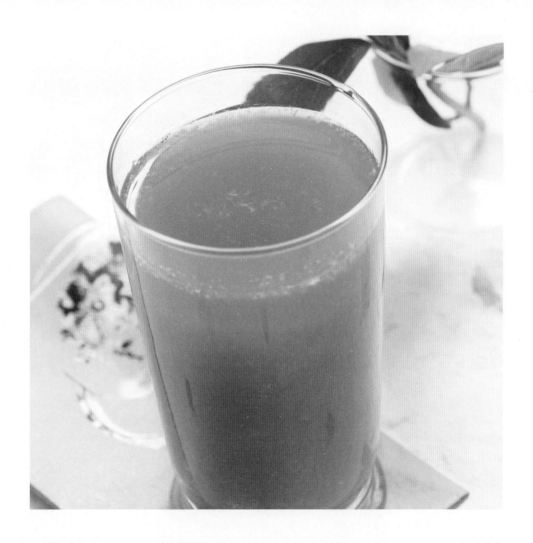

牛奶

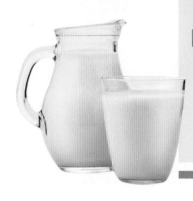

营养关键词		能量	54 千卡
蛋白质、钙		蛋白质	3.0 克
		脂肪	3.2 克
推荐食量		碳水化合物	3.4 克
每日 250~300 克		钙	104 毫克
		钾	109 毫克

为什么适宜吃

牛奶可为甲亢患者补充优质蛋白质，同时牛奶富含易被身体吸收、利用的钙，可帮助甲亢患者强健骨骼，预防骨质疏松。

人群须知

胃切除、胆囊炎及胰腺炎患者不宜食用。

营养师支招

牛奶宜放在阴凉干燥处，如果光照时间太长，会破坏牛奶中的维生素。

牛奶不宜长时间高温加热，否则营养价值会降低。

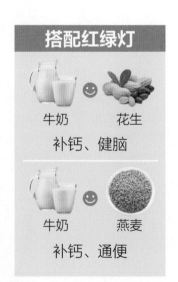

搭配红绿灯

牛奶　花生
补钙、健脑

牛奶　燕麦
补钙、通便

奶香花生核桃米糊

材料 牛奶 250 克，大米 50 克，花生米、核桃仁各 15 克。

做法

1 花生米、核桃仁洗净；大米淘洗干净。

2 将大米、花生米、核桃仁倒入全自动豆浆机中，加水至上下水位线之间，按下"米糊"键，直至豆浆机提示米糊做好，调入牛奶拌匀即可。

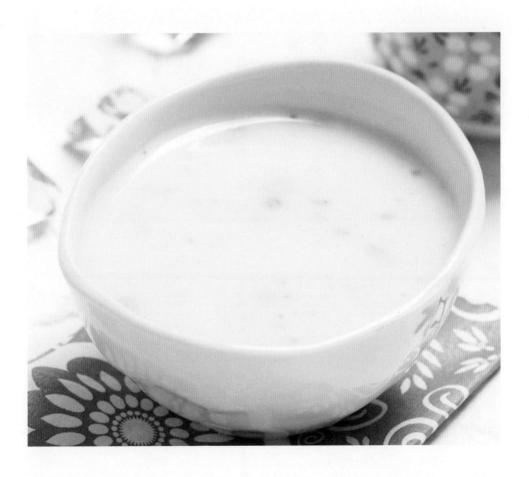

日常注意事项

保护眼睛，防止眼部并发症

有突眼症状的甲亢患者应注意眼部的保护。首先要避免用眼过度，不熬夜。出门最好佩戴墨镜，避免眼睛受到强光刺激和灰尘的侵害。睡觉时垫高头部，以便减轻眼部肿胀；如果眼睛闭合不全，睡觉时使用眼罩。如果眼睛有异物感、感觉不适，不能用手直接揉眼，可以做转动眼球等运动。饮食中要限制钠盐的摄入，以减轻球后水肿。定期去医院做检查，避免并发症的发生。

甩甩手，增进血液循环、促进新陈代谢

通过甩手，可以帮助活络全身血液，血液畅通能让全身营养物质更好地滋养五脏器官，帮助舒缓亢进的甲状腺。根据自己的身体情况，每天锻炼 20~40 分钟。

● **注意事项**

1 全身肌肉放松，自然站立，两臂下垂，双脚分开与肩同宽，双肩下沉，眼睛平视前方。

2 以腰腿用力带动双臂有规律地前后摆动，不能只单纯甩两臂。摆动幅度以大拇指不超过脐部、小拇指外缘不超过臀部为宜。

避免情绪大幅波动

甲亢患者由于病情的影响，极易激动，所以保持平稳的情绪对病情恢复很有好处。平时应注意调节自己的心情，保持良好而平稳的情绪状态，尤其应该避免不良的精神刺激，以免加重病情。

同时，要学会舒缓压力。由于现代社会生活节奏快、工作压力大，长期精神紧张很容易导致内分泌失调，甲状腺激素释放增多。精神压力和情绪不稳定已成为引发甲亢的常见诱因。

忌烟酒

患有甲亢时，会引起全身各个系统、器官、组织代谢功能增高，最常见的是神经、循环、消化系统的功能亢进，而烟酒对身体多个器官、组织有明显的兴奋和刺激作用，久而久之会加重病情。同时，吸烟不利于甲状腺相关性眼病的治疗，会延长治疗时间、降低治疗效果。

因此，无论是对甲亢本身病情的变化还是治疗效果，吸烟喝酒都会产生不利影响。所以，甲亢患者应该戒烟酒。

药物治疗

选对主药和辅药

主药	
碘化物	碘化物包括复方碘液和碘化钠，能抑制甲状腺激素的释放，减轻甲状腺毒症，常用于甲亢危象
硫脲类和咪唑类	目前使用最广的治疗甲亢的药物，既能抑制甲状腺激素的生成又能改善免疫功能，有助于长期缓解甲亢。硫脲类有丙硫氧嘧啶、甲硫氧嘧啶等；咪唑类有甲巯咪唑、卡比马唑等。其中丙硫氧嘧啶可以作为重症甲亢和甲亢危象的首选药
碳酸锂	主要用于甲亢合并白细胞减少患者以及放射性碘131治疗前的准备。存在不良反应，如精神抑郁、损害肾小管等

辅药	
镇静剂	如地西泮，缓解紧张、焦虑、失眠等症状
糖皮质激素	如泼尼松，缓解重症甲亢症状
治疗心脏病症状的药物	常用于治疗甲亢初期，缓解心悸、精神紧张、多汗等症状
甲状腺片或左甲状腺素钠片（优甲乐）	常用于药物减量阶段和维持阶段，可避免甲状腺肿和突眼加重

甲亢药物治疗分三期

控制期

开始治疗时，甲巯咪唑或者丙硫氧嘧啶每天 3~6 片，病情严重者可增加至每天 9~10 片。2 周后甲状腺激素水平会有所下降，2~3 个月后甲亢症状能得到有效控制。

减量期

甲亢症状得到控制后，需要及时减量，每 2~4 周减量一次，每次减量至原来药量的 1/4~1/3，整个减量期需持续 2~4 个月。

维持期

当服用甲巯咪唑或者丙硫氧嘧啶减至每天 1~2 片，甲状腺功能维持在正常范围时，仍然需要坚持服药 1~2 年。最后是否停药应遵医嘱。

在用丙硫氧嘧啶治疗时，需6~8小时用一次药

丙硫氧嘧啶在肝脏中的代谢较快，在体内的药效时间较短，服药间隔时间短。一般情况采用 6~8 小时的吃药间隔，如果是一日 3 次吃药，建议安排在上午 7 点、下午 3 点和晚上 11 点。

专题 走出误区重点看

甲亢患者能不能吃碘盐？

甲亢患者如果摄入大量的碘，甲状腺会变硬，用药剂量会增大，不利于甲亢的治疗，因此甲亢患者应避免食用碘盐，但是不等于完全不需要摄入碘。甲亢患者虽然功能亢进，但仍然需要甲状腺激素，因此需要制造甲状腺激素的原料——碘。

所以，甲亢患者要选择无碘盐，同时仍然需要从其他食物中摄入碘，但饮食中要忌高碘食物如海带、紫菜等。

眼球突出一定和甲亢有关吗？

突眼有内分泌型突眼和非内分泌型突眼之分，甲亢导致的突眼属前者，但突眼并不一定就是甲亢。眼睛的某些局部病变如眼球后出血、眼静脉血栓等，还有全身性疾病也可能造成突眼，如肝硬化、慢性肺部疾病、近视等，这些都属于非内分泌型突眼，进行甲状腺功能检查时一般都是正常的。

甲亢好了，"突眼"就好了？

如果是单纯性突眼，在甲状腺功能恢复正常后突眼情况能够缓解。但如果是 Graves 眼病导致的突眼，很多时候不能缓解，需要接受额外治疗，如激素治疗甚至手术治疗等。

为什么老年人患有甲亢更危险？

一般甲亢患者常会表现出多食易饥、消瘦、容易出汗、眼突、心慌乏力、烦躁易怒等症状，但是甲状腺也会随着年龄的增长而逐渐萎缩，功能会随之下降。所以老年人患甲亢后，虽然甲状腺激素的分泌增加，但是人体对甲状腺激素的反应能力减弱了，因此老年人甲亢所表现出的症状就不那么明显了，初期很容易被忽视，而身体仍然处于亢进状态，长期得不到治疗容易发生危险。因此，建议老年人定期体检时最好检查一下甲状腺。

甲亢会让人脱发吗？

甲亢患者脱发是内分泌紊乱所致，和甲状腺抗体有关，关键要抓紧治疗甲亢本身，如果甲亢得到了控制，头发就会重新生长出来。

甲亢时心悸就是甲亢性心脏病吗？

甲亢患者由于甲状腺激素分泌过多，会对心血管造成这几方面的影响：增加心肌耗氧量；增强儿茶酚胺对心肌的作用；对全身代谢的兴奋作用使身体各组织需氧量增加，因此会出现一系列症状，如心悸、胸闷、气短，所以心悸是甲亢影响心血管所表现出来的一种症状。

但是如果甲亢病情发展下去，心脏负荷进一步加重，则可能引发甲亢性心脏病。

碘盐防辐射吗？

有人说"碘盐防辐射"，给出了看似很科学的理论：通过食用碘盐让身体中的碘饱和，这样在接触放射性碘的时候使其无法在甲状腺沉积，因此可避免辐射伤害。碘盐真的防辐射吗？

单从让身体中的碘饱和这一点就不科学。国家规定碘盐标准中碘含量上限是 30 毫克/千克，想要达到饱和状态，至少每人每天需食用 4 千克以上的碘盐，完全超出身体的承受范围。所以用碘盐防辐射不科学。

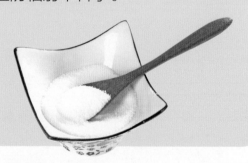

PART **6**

甲状腺功能
减退调养
帮一把衰弱的甲状腺

甲状腺功能减退诊断

认识甲状腺功能减退

甲状腺功能减退又称"甲减"，与甲亢正好相反，是体内甲状腺激素分泌不足导致全身新陈代谢减退的疾病表现，其实甲减不是单纯的一种疾病，是一组由多种原因引发的具有共同病理基础的疾病群。

甲状腺功能减退的临床表现

甲减一般不会导致死亡，但是由于甲减患者的代谢降低，身体各方面动力都不足，会严重影响身体健康和生活质量。了解甲减的临床表现有助于及时发现，及早治疗。

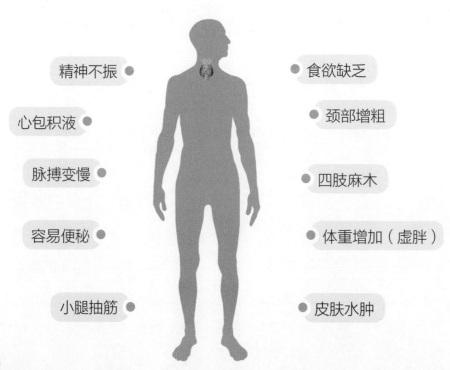

精神不振

心包积液

脉搏变慢

容易便秘

小腿抽筋

食欲缺乏

颈部增粗

四肢麻木

体重增加（虚胖）

皮肤水肿

甲状腺功能减退的诱因

原发性甲减

原发性甲减比较常见，是因为甲状腺自身缺陷所致，以桥本甲状腺炎导致的甲减最为常见。原发性甲减甲状腺激素低下程度比继发性甲减更为严重，需要补充的甲状腺激素剂量更多。

- 桥本甲状腺炎导致的甲减
- 甲状腺手术后甲减
- 先天性甲状腺发育不全
- 甲状腺过氧化物酶障碍
- 甲亢放射性碘治疗后，药物致甲减
- 碘缺乏

继发性甲减

- 垂体促甲状腺激素缺乏
- 下丘脑促甲状腺激素释放激素缺乏

甲状腺激素抵抗致甲减

非常罕见，需要在有经验的专科医生指导下用药。

科普时间

甲减、甲低、钾低

"甲减"和"甲低"都是甲状腺功能低下的简称；"钾低"则是血液中钾离子低于正常值，是低钾血症的简称。

"钾低"听起来和"甲低"一样，却是两种不同的疾病，治疗手段也不同，所以为了区分清楚，甲状腺功能减退常用"甲减"称之。

甲状腺功能减退的检查

● 血清甲状腺激素和血清促甲状腺激素

血清 TSH 增高，TT_4、FT_4 降低是诊断甲减的必备指标。亚临床甲减时仅有血清 TSH 增高，T_3、T_4 正常；病情严重时 TT_3 和 FT_3 降低。

● 甲状腺自身抗体

血清 TPOAb（甲状腺过氧化物酶抗体）和 TgAb（甲状腺球蛋白抗体）阳性。见于自身免疫性甲状腺疾病所致甲减。

● TRH 兴奋试验

主要鉴别原发性甲减和继发性甲减。经脉注射 TRH（促甲状腺激素释放激素）后，看血清 TSH 反应，不增高是垂体性甲减；延迟增高是下丘脑性甲减；在增高值上进一步增高是原发性甲减。

甲减最怕出现甲减危象

当甲减病情极其严重时出现的甲减危象，死亡率很高。甲减危象也称黏液性水肿昏迷，诱因多是严重的全身性疾病、甲状腺激素替代治疗中断、寒冷、手术、麻醉、使用镇定药物等，可能在天气寒冷的时候突然发病，因此甲减患者一定要注意保暖。

甲减患者一旦出现体温常常低于 35℃，伴有呼吸缓慢、嗜睡、血压下降、四肢肌肉松弛、心跳过缓，甚至昏迷、休克，要及时送医院治疗。

饮食要点

饮食宜"三高一控制"

甲减患者的饮食调理可以直接影响治疗效果，所以合理选择食物很重要，建议按照"三高一控制"的饮食原则安排三餐。

● 高能量

甲减患者基础代谢低下，大多畏寒怕冷，需要摄入充足的高能量食物以保证身体的能量供给。谷薯类食物含有丰富的碳水化合物，可以提供丰富的葡萄糖，属于高能量食物。

● 高蛋白质

丰富的蛋白质可以改善全身的营养状况，特别是有黏液性水肿的甲减患者更应该多食用优质蛋白质来提高血浆蛋白，减少水肿。蛋、奶、瘦肉、大豆制品是富含优质蛋白质的良好食物来源，可以适量食用。

● 高维生素

甲减患者容易缺乏多种维生素，适量多吃富含多种维生素的蔬菜、水果，可以辅助治疗甲减。

● 控制脂肪摄入

虽然脂肪能满足甲减患者对高能量的需求，但是甲减患者常有血脂异常，所以要低脂饮食。

适量增加补铁、补血食物的摄入

甲减患者容易发生贫血，因为甲状腺激素缺乏会影响骨髓造血，促红细胞生成素分泌减少，而且会影响胃酸分泌，胃酸缺乏会让人食欲下降，阻碍与造血有关的铁、维生素 B_{12} 的吸收，特别是女性甲减患者，会出现月经异常、经量多，最终导致贫血。所以，甲减患者在日常饮食中要适当多吃一些补铁、补血的食物，缓解贫血症状。

铁元素分两种，血红素铁和非血红素铁，前者多存在于动物性食物中，后者多存在于蔬果和全麦食品中。血红素铁更容易被人体吸收，因此，补铁应该首选动物性食物，比如牛肉、动物肝脏、动物血、鱼类等。

适量补充富含维生素A的食物，改善肤色苍白、蜡黄

甲状腺激素缺乏会使胡萝卜素转化为维生素 A 的功能减弱，导致血液中胡萝卜素含量升高，加上贫血肤色苍白，甲减患者的皮肤会呈现蜡黄、粗糙、干燥、无光泽的状态。因此，平时要注重补充维生素 A。

适量补碘，同时少吃盐

碘缺乏导致甲减的患者甲状腺功能低下，对碘的摄取能力下降，因此需要适当增加碘的摄入，除了从碘盐中摄取，还可从含碘丰富的食物中摄取，如海带、紫菜等。甲减患者身体代谢减慢，使流经肾脏的血液减少，造成肾功能下降，因此忌饮食过咸。建议每天盐摄入量控制在 6 克以下，同时要少吃咸菜、腊肉、豆酱等腌制食品。

避免摄入高胆固醇、反式脂肪酸食物

甲减极有可能诱发相关疾病，如血脂异常、冠心病等。甲减时缺少甲状腺激素，脂质代谢率下降，从而引起血脂异常，进而引发冠心病。

因此甲减患者需要减少胆固醇、反式脂肪酸的摄入。动物内脏、蟹黄、蛋黄、鱿鱼等都属于高胆固醇食物，不建议甲减患者过多食用。同时要注意，含有人造奶油的食物，如蛋糕、饼干等通常富含反式脂肪酸，建议在购买时仔细看营养成分表。

忌咖啡、浓茶、碳酸饮料

如果甲减长期得不到控制，身体代谢就会变得缓慢，骨代谢也相应减缓，容易出现骨密度下降，导致骨质疏松。因此甲减患者要控制易引起骨质疏松的食物的摄入，如咖啡、浓茶、碳酸饮料，同时增加富含钙的牛奶及奶制品的摄入。

远离啤酒

甲减导致身体代谢缓慢，使流经肾脏的血液减少，肾的排泄能力随之下降，血液中尿酸无法排泄出去进而引起高尿酸血症。因此甲减患者不宜饮酒，特别是啤酒。

黄豆

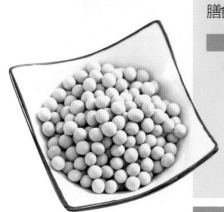

营养关键词		能量	390 千卡
膳食纤维、蛋白质、钙		蛋白质	35.0 克
推荐食量		脂肪	16.0 克
每日 30~50 克		碳水化合物	34.2 克
		膳食纤维	15.5 克
		钙	191 毫克
		碘	10 微克
		胡萝卜素	220 微克

为什么适宜吃

黄豆富含的植物蛋白是优质蛋白质，更利于甲减患者吸收利用。所含的钙有利于增强心肌收缩、强健骨骼，所含膳食纤维有助于缓解甲减引起的便秘。

人群须知

黄豆含有胀气因子，食积腹胀者不宜食用。

营养师支招

黄豆制成豆腐、豆浆后，可以大大提高蛋白质和膳食纤维在人体的吸收利用率，能维持肠道健康。

不要食用未熟透的黄豆，否则可能会出现腹胀、腹泻、呕吐等不适症状。

搭配红绿灯

黄豆 😊 小米

氨基酸互补，
提高蛋白质利用率

黄豆 😊 番茄

健骨、美颜

茄汁黄豆

材料 黄豆 100 克，洋葱、番茄各 30 克。

调料 蒜末、盐各 3 克，番茄酱 5 克，苹果醋、水淀粉各适量。

做法

1 黄豆洗净，煮软；番茄、洋葱去皮，洗净，切丁；苹果醋和番茄酱加水调成酱汁。

2 炒锅内放少许油，油热后放入蒜末和洋葱丁，翻炒至洋葱丁软，加入番茄丁、盐炒至软烂，倒入黄豆及汤汁，大火煮开后转小火煮 20 分钟，倒入酱汁，继续煮至汤汁将干、豆子软糯，调入水淀粉即可。

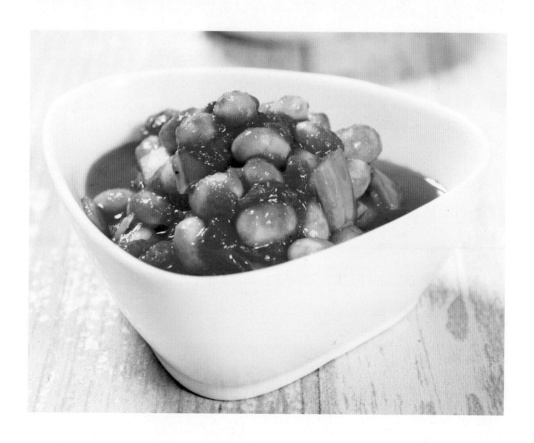

胡萝卜

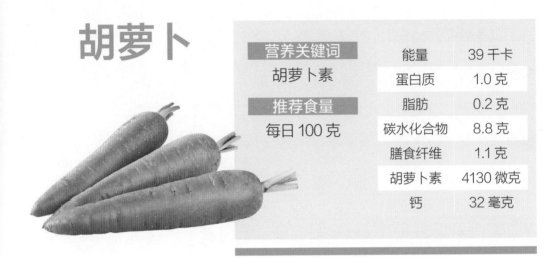

营养关键词		能量	39 千卡
胡萝卜素		蛋白质	1.0 克
		脂肪	0.2 克
推荐食量		碳水化合物	8.8 克
每日 100 克		膳食纤维	1.1 克
		胡萝卜素	4130 微克
		钙	32 毫克

为什么适宜吃

胡萝卜中含有胡萝卜素、维生素 E 以及钙等多种营养素，有助于提高身体免疫力，对甲减有辅助治疗效果。

人群须知

皮肤黄染者不宜经常大量食用。

营养师支招

吃胡萝卜最好不削皮，因为胡萝卜素主要存在于胡萝卜皮中。

胡萝卜素是脂溶性物质，最好用油烹炒胡萝卜，营养物质更易被吸收。

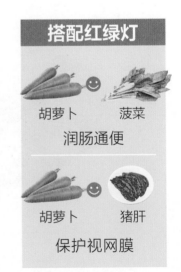

搭配红绿灯

胡萝卜 😊 菠菜

润肠通便

胡萝卜 😊 猪肝

保护视网膜

菠菜拌胡萝卜

材料　菠菜、胡萝卜各 200 克。

调料　葱花、盐、香油各适量。

做法

1 菠菜择洗干净，入沸水中焯 30 秒，捞出，凉凉，沥干水分，
　切段；胡萝卜洗净，切丝，入沸水略焯，捞出。

2 取盘，放入菠菜段和胡萝卜丝，用葱花、盐和香油调味即可。

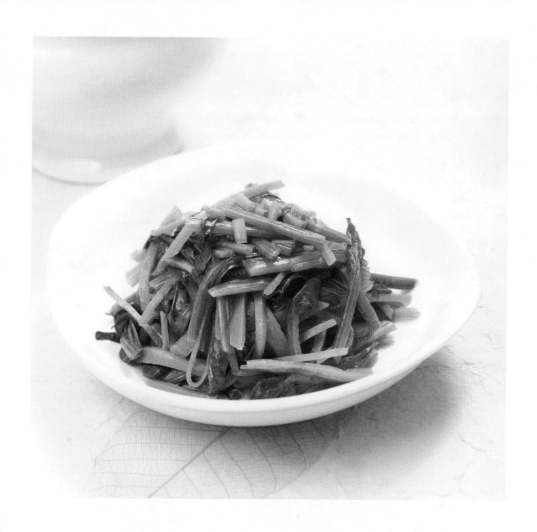

西蓝花

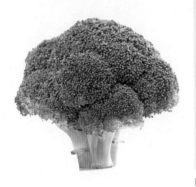

营养关键词		能量	36 千卡
维生素 C、胡萝卜素、膳食纤维		蛋白质	4.1 克
		脂肪	0.6 克
		碳水化合物	1.6 克
推荐食量		膳食纤维	1.6 克
每日 100 克		维生素 C	51 毫克
		胡萝卜素	7210 微克

为什么适宜吃

西蓝花富含胡萝卜素、维生素 C，具有抗氧化作用，可清除自由基，有助于保护甲状腺；含有的膳食纤维有通便、调脂的作用。

人群须知

凝血功能不良者、肾脏功能异常者不宜吃太多。

营养师支招

西蓝花烹调前可以焯一下水，再用大火快炒，这样能使其中的抗癌成分更好地发挥作用。

西蓝花所含的维生素 C 不稳定，遇热会被氧化破坏，所以加热时间不宜太长。

搭配红绿灯

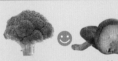

西蓝花　　香菇

抗癌、防衰老

西蓝花　　番茄

消除疲劳、提高免疫力

番茄炒西蓝花

材料　西蓝花 250 克，番茄 150 克。

调料　盐 3 克。

做法

1 西蓝花去柄，掰小朵，洗净，放入沸水中焯一下，捞出，过凉；番茄洗净，切块。

2 炒锅置火上，倒油烧热，放入西蓝花快速翻炒，倒入番茄块炒熟，放盐炒匀即可。

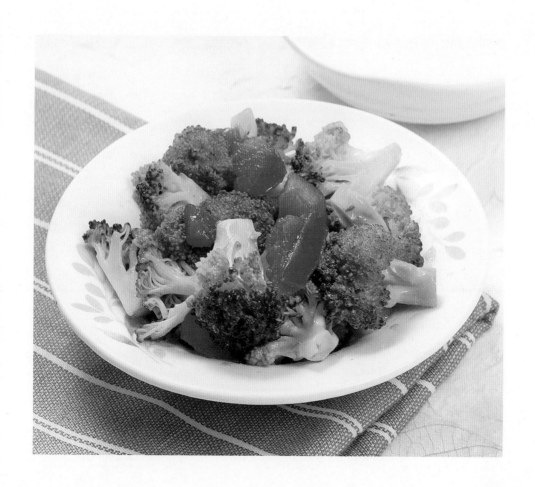

油菜

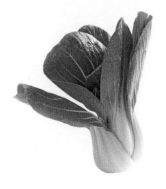

营养关键词		能量	28 千卡
胡萝卜素、维生素C、膳食纤维		蛋白质	2.6 克
		脂肪	0.3 克
推荐食量		碳水化合物	4.5 克
每日 50~100 克		膳食纤维	1.1 克
		维生素 C	36 毫克
		胡萝卜素	2920 微克

为什么适宜吃

油菜是低脂蔬菜，且含有丰富的膳食纤维，可降血脂，对甲减患者常出现的血脂异常有预防作用。

人群须知

脾胃虚弱的人少食；腹泻时不宜食用。

营养师支招

烹调油菜时应现做现切，并用大火爆炒，这样既可使其保持鲜脆，又能避免维生素的流失。

隔夜的熟油菜不宜食用，以免摄入过多亚硝酸盐，诱发癌症。

清洗油菜不宜泡水过久。

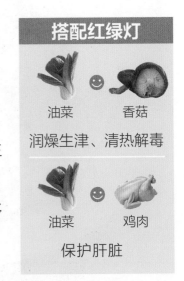

搭配红绿灯

油菜 ☺ 香菇
润燥生津、清热解毒

油菜 ☺ 鸡肉
保护肝脏

香菇油菜

材料　油菜 150 克，干香菇 15 克。

调料　葱花、盐各适量。

做法

1 油菜洗净；干香菇泡发，切片。

2 锅内倒油烧热，下入葱花炒香，放入油菜、香菇片翻炒 4 分钟，用盐调味即可。

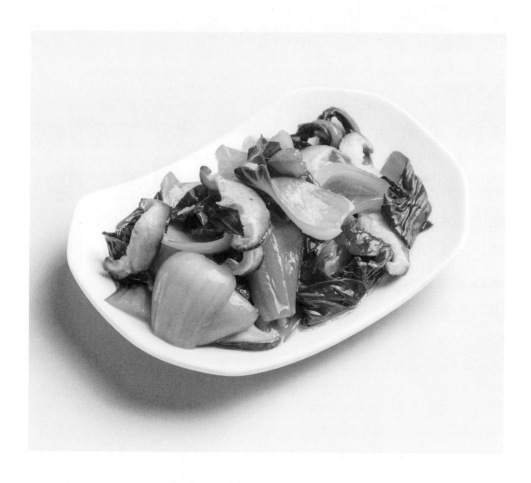

猪血

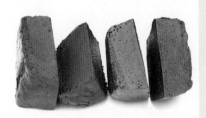

营养关键词		能量	55 千卡
铁、蛋白质		蛋白质	12.2 克
推荐食量		脂肪	0.3 克
每周 1~2 次，每次 40~75 克		碳水化合物	0.9 克
		铁	9 毫克

为什么适宜吃

猪血补铁补血，可以帮助甲减患者缓解贫血症状。另外，猪血低脂、高蛋白，非常适合甲减患者食用。

人群须知

胃下垂、腹泻患者不宜多食。

营养师支招

猪血食用前需要用开水焯一下，去除腥味儿，减少猪血中的有害物质。

不要天天吃，大量食用会给身体带来负担，每周食用 1~2 次即可。

搭配红绿灯

猪血 ☺ 木耳
排毒减肥、调脂降压

猪血 ☺ 豆腐
气血双补

猪血炖豆腐

材料　猪血、豆腐各 200 克。

调料　葱花、姜末、盐、水淀粉各适量。

做法

1 猪血、豆腐放入清水中浸泡，洗净，切块。

2 炒锅置火上，倒入适量植物油烧至七成热，下葱花、姜末炒香，放入猪血块和豆腐块翻炒均匀，加适量清水炖熟，调入盐，用水淀粉勾芡即可。

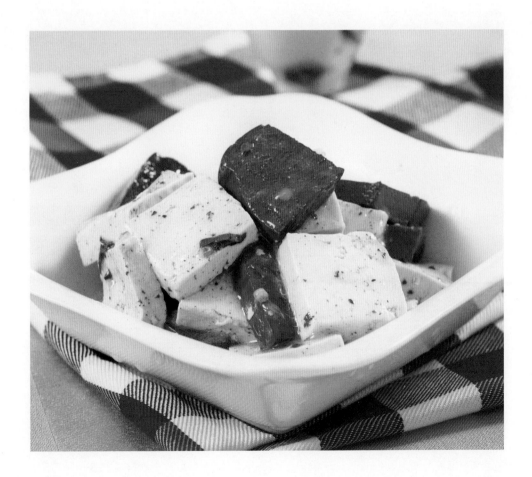

鸡肉

营养关键词		能量	167 千卡
蛋白质、烟酸		蛋白质	19.3 克
推荐食量		脂肪	9.4 克
每日 40~75 克		碳水化合物	1.3 克
		烟酸	6 毫克
		碘	12 微克

为什么适宜吃

鸡肉富含优质蛋白质、消化酶，有助于人体营养吸收，甲减患者食用可增强体力、强壮身体。鸡肉中含有 B 族维生素，有助于改善甲减患者食欲不振的问题。

人群须知

鸡肉中的嘌呤含量较高，痛风患者不宜多食，否则会加重病情。

营养师支招

蒸、炖、煮鸡肉，可提高营养价值；如果喝鸡汤，最好将浮油撇去，以减少脂肪的摄入。鸡屁股是淋巴、细菌、病毒和致癌物最集中的地方，因此不宜食用。

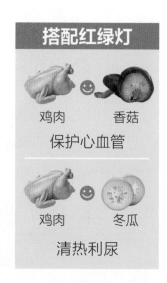

搭配红绿灯

鸡肉 😊 香菇
保护心血管

鸡肉 😊 冬瓜
清热利尿

香菇蒸鸡

材料　鸡肉 250 克，泡发香菇 100 克。

调料　盐、料酒、酱油、葱丝、姜丝、水淀粉、清汤、香油各适量。

做法

1 鸡肉洗净，切片；香菇洗净，切丝，放入碗内，加入鸡片，加酱油、盐、葱丝、姜丝、料酒、清汤、水淀粉抓匀。

2 上笼蒸熟，淋香油即可。

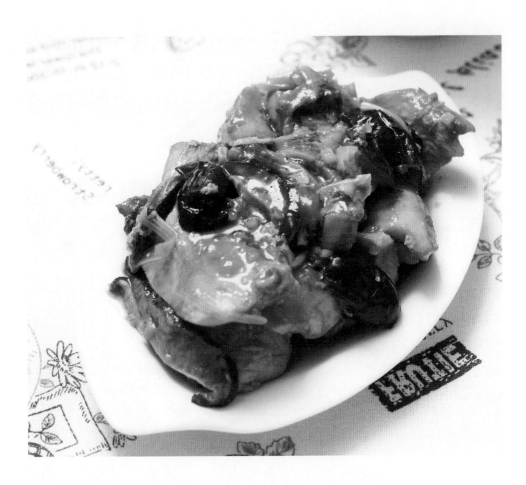

海带

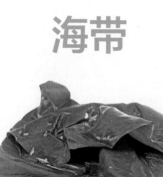

营养关键词		能量	10 千卡
碘、铁		蛋白质	1.1 克
推荐食量		脂肪	0.1 克
每日 50~80 克（泡发）		碳水化合物	3.0 克
		膳食纤维	0.9 克
		铁	3 毫克
		碘	114 微克

为什么适宜吃

碘缺乏性甲减患者甲状腺激素分泌不足，饮食中需要增加碘的摄入以促进甲状腺激素分泌。不管是干海带还是鲜海带，含碘量都很高，是甲减患者良好的补碘来源。海带含有铁，有利于预防甲减患者出现贫血。

人群须知

甲亢患者禁食；胃寒或肠胃不适者不宜多食。

营养师支招

食用干海带前，用水清洗表面后入蒸锅蒸30分钟，再放入清水中浸泡，这样烹饪后口感更好。

进食海带后不宜马上喝茶或者立刻吃酸涩的水果，否则会阻碍海带中铁的吸收。

搭配红绿灯

 😊

海带　　　绿豆

辅助治疗高血压、血脂异常

海带　　　冬瓜

润肠、清热、减肥

绿豆海带汤

材料　绿豆 60 克，干海带 30 克。

调料　醋、冰糖各适量。

做法

1 淘米水中滴几滴醋，放入干海带泡发，洗去沙粒和表面脏污，再用清水漂净，捞出后切细丝，入沸水中稍焯，捞出沥水；绿豆淘洗干净，浸泡 2 小时。

2 砂锅加适量清水，大火煮开后放入绿豆，再次煮沸后下海带丝，大火煮约 20 分钟，加入冰糖，转小火继续煮至绿豆软糯酥烂即可。

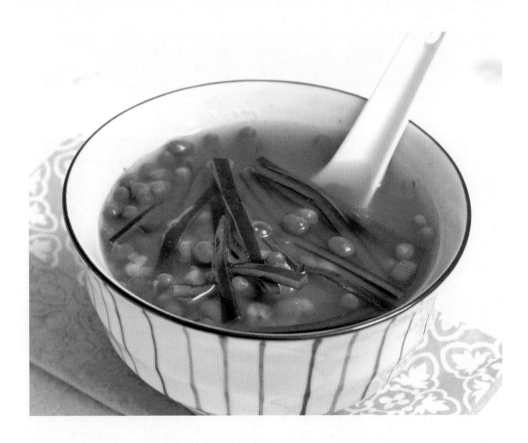

紫菜

营养关键词		能量	250 千卡
碘、铁、钙		蛋白质	26.7 克
推荐食量		脂肪	1.1 克
每日 5~10 克		碳水化合物	44.1 克
		膳食纤维	21.6 克
		铁	55 毫克
		钙	264 毫克
		碘	4323 微克

为什么适宜吃

紫菜是高碘食物，是碘缺乏性甲减患者补碘的良好来源。另外，紫菜还含有丰富的铁、膳食纤维等，有利于补铁、降血脂。

人群须知

胃寒脾虚者、肠胃功能不好的人不宜多食。

营养师支招

紫菜一般都含有细沙，食用前应放在清水中浸泡，以便去除细沙。

熬汤时，如果汤过于油腻，可将紫菜用火烤一下，然后弄碎撒入汤内，可减少汤的油腻感。

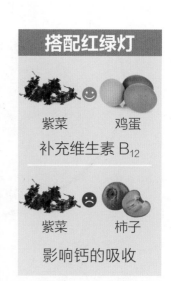

搭配红绿灯

紫菜　　　鸡蛋
补充维生素 B_{12}

紫菜　　　柿子
影响钙的吸收

紫菜包饭

材料　熟米饭 100 克，干紫菜片适量，黄瓜、胡萝卜各 50 克，鸡蛋 1 个，熟白芝麻少许。

调料　盐、香油各适量。

做法

1 熟米饭中加盐、熟白芝麻和香油搅拌均匀；鸡蛋煎成蛋皮后切长条；黄瓜洗净，切条；胡萝卜洗净，去皮，切条，焯熟。

2 取一张紫菜铺好，放上米饭，用手铺平，放上蛋皮条、黄瓜条、胡萝卜条卷紧，切成 1.5 厘米长的段即可。

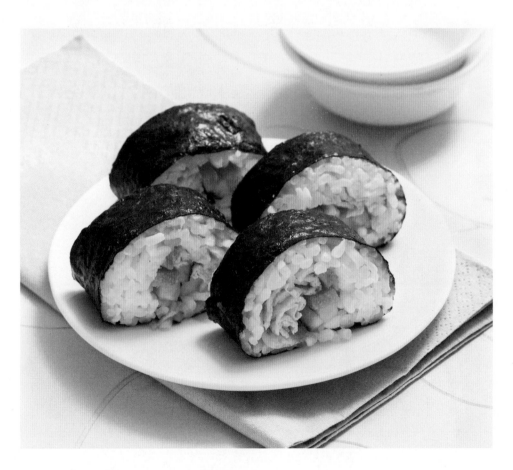

日常注意事项

拍拍打打强身体

一些看似很平常的小动作，比如拍拍背、拍拍胸，虽然没有直接治疗甲减的作用，但是平时多做做，可以无病预防有病强身。

● 拍打肩膀

两脚开立同肩宽，昂首挺胸，双手五指并拢，用左手拍打右肩，用右手拍打左肩，每侧拍打 60 次。

● 拍打手臂

两手掌互相拍打对侧手臂内、外侧各 60 次。右手拍左臂时，从肩膀内侧直拍到手心，再从外侧直拍到手背，然后换左手以同样的方法拍打右臂。

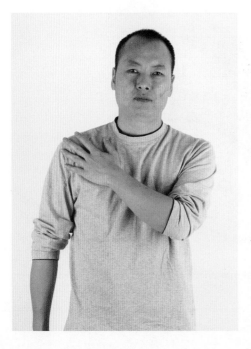

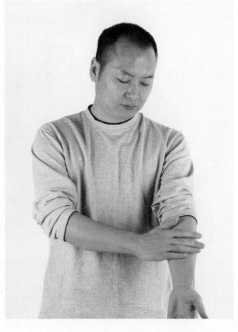

● 拍拍胸

自然站立，用双手掌心敲打心前区 10 次。

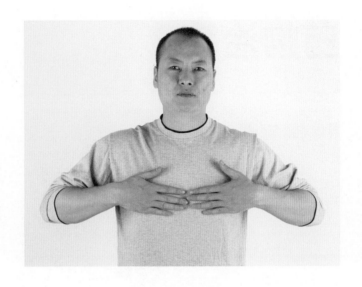

● 拍拍腰

弯腰、前倾后挺，五指并拢，手掌向下，左、右手轮换捶打腰至尾骨部 60 次。

● 拍拍背

向前弯腰，双手反叉于后背，手掌向上，捶拍背部 60 次。

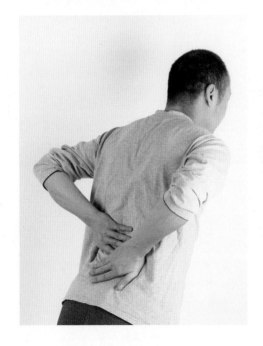

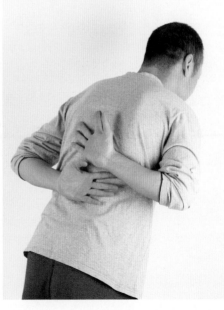

药物治疗

甲状腺制剂，价格便宜疗效好

甲减的治疗通常选择服用甲状腺制剂，服法方便，价格便宜，治疗效果也不错。

干燥甲状腺片

来源广，价格便宜，好存放，不容易变质，但是效果不太稳定。

左甲状腺素钠片

人工合成，效果稳定。

三碘甲状腺原氨酸（甲碘安）

人工合成，效果稳定，只有口服制剂。

服药后，需要定期检测甲状腺功能指标

甲减患者补充甲状腺制剂后，需要 4~6 周的时间重新建立下丘脑—垂体—甲状腺的平衡，因此在治疗初期需要每隔 4~6 周检测相关激素指标，根据检测结果调整用药剂量，直至治疗达标，然后每 6~12 个月复查一次相关激素指标。

甲减患者终身服药会不会"中毒"？

常听说"是药三分毒"，所以有的甲减患者认为终身服药会"中毒"，在甲状腺功能正常后就自行停药，导致甲减复发。药是不是变成毒，需要看药和身体的契合度。

如果药的成分和身体内的成分完全相同，实际这种药就如同维生素、钙、铁等一样，是身体需要的，身体缺乏时需要及时补充，但补充要适量，过量也不好。

甲减时身体缺乏甲状腺激素，所以需要适量补充甲状腺激素。在医生的指导下服用适量甲状腺制剂没有任何毒副作用，育龄女性仍然可以怀孕、哺乳。

如果药的成分是身体本来就没有的，如解热镇痛药、抗生素等，是会给身体带来伤害的。

甲减可以治愈吗？

医学上的治愈是指经过一系列治疗后疾病消失，不需要再治疗也不会复发，但是绝大多数甲减是不能治愈的。甲减的发生是因为甲状腺腺体或者甲状腺滤泡遭到破坏，而这种损害甲状腺本身无法修复，所以绝大多数甲减患者都需要终身治疗。

甲减孕妈妈生的宝宝会患甲减吗？

甲减孕妈妈生的宝宝患甲减的概率非常低，可以说新生儿甲减和孕妈妈甲减没有关系，除非是因为孕妈妈本身碘摄入不足或者服用了过量的抗甲状腺药物，如甲巯咪唑和丙硫氧嘧啶。

桥本甲状腺炎最终都会导致甲减？

最早发现桥本甲状腺炎的是一名日本学者，因此该病以他的名字命名。该病是一种自身免疫性疾病，大部分患者的甲状腺功能开始可保持正常，中晚期则由于免疫反应对甲状腺组织的持续破坏出现甲状腺功能低下，如逐渐出现怕冷、心动过缓、脱发、便秘、水肿等表现。虽然一般认为桥本甲状腺炎是不能完全治愈的，并且最终阶段会导致甲减，但是疾病进程也会因人而异，有些人可能长期维持在稳定状态而不出现甲减。

缺碘就会患甲减？

缺碘和甲减之间有一定联系。成人饮食中缺碘，可能只引起单纯性甲状腺肿，除非长期严重缺碘，才会出现甲减。其实饮食中碘过量也是成人患甲减的一个很重要的原因，尤其本身为甲状腺疾病高危人群。长期服用含碘的药物，如治疗心律失常的胺碘酮，也有诱发甲减的可能性。所以，缺碘不是引起甲减的唯一因素。

PART 7

甲状腺肿的调养
看不到摸不着最好

甲状腺肿诊断

认识甲状腺肿

甲状腺肿简单来说就是甲状腺体积大于正常范围。不是由于炎症、肿瘤而导致的肿大，不伴随甲状腺功能异常的甲状腺肿称为非毒性甲状腺肿，即单纯的甲状腺肿大。

单纯性甲状腺肿最常见的表现就是颈部肿大影响美观，重度肿大会压迫气管、食管，出现吞咽困难、堵塞感、憋气、呼吸不畅、头晕、昏厥等。如果压迫喉返神经，还会导致声音嘶哑等。

临床上常用"四度分类法"对甲状腺肿进行分级：

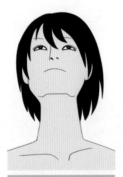 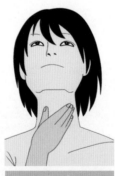 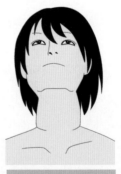 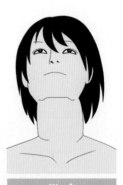

0度

看不见，
摸不着。

I度

看不见，摸得着，
不超过胸锁乳突
肌内缘。

II度

看得见，摸得着，
不超过胸锁乳突
肌外缘。

III度

看得见，摸得着，
超过胸锁乳突肌
外缘。

胸锁乳突肌是颈部众多肌肉中最大最粗的一条肌肉，负责头颈各方向的运动，左右各一条。从耳朵后面凸起的骨头（称为乳突）开始，到前颈部的胸骨及锁骨处的肌肉称为胸锁乳突肌。用力把头转到一侧，就可以看到或摸到。

甲状腺肿的诱因

碘缺乏（主要原因）　硒缺乏　过量碘制剂

长期服用含碘药物会阻碍甲状腺内碘的有机化

摄入锂盐，抑制甲状腺激素合成

先天性甲状腺激素合成缺陷，如多种参与甲状腺激素合成的酶或蛋白质缺失或者异常等

甲状腺肿的类型

● 地方性甲状腺肿

地方性甲状腺肿最常见的原因是碘缺乏，多发生在山区和远离海洋的地区。碘缺乏时，合成的甲状腺激素就会不足，会促使垂体分泌过量的促甲状腺激素，刺激甲状腺增生肥大。长期发展下去可能会出现毒性结节性甲状腺肿。碘与甲状腺的患病关系如下：碘缺乏时，甲状腺肿患病率增加，导致缺碘性甲状腺肿；补碘，甲状腺肿患病率逐渐下降；补碘过量，甲状腺肿患病率回升，导致高碘性甲状腺肿。

●散发性甲状腺肿

散发性甲状腺肿原因复杂，食物中的致甲状腺肿物质、致甲状腺肿药物，以及先天性甲状腺激素合成障碍，都可能造成甲状腺肿，严重的会出现甲状腺功能减退。

科普时间
一些甲状腺疾病也会伴有甲状腺肿。 **桥本甲状腺炎：**甲状腺弥漫性肿大，质地较韧。 **亚急性甲状腺炎：**甲状腺肿大，质地韧或偏硬，压痛感明显。 **结节性甲状腺肿：**甲状腺呈结节样肿大，随着病程进展，可能会发展为毒性结节性甲状腺肿。

甲状腺肿的检查

●甲状腺肿的自检

甲状腺肿到能看得见的时候已经到了"II度"的程度，要想在"0度"就能发现甲状腺肿大，学会自查很重要。

1 手持一面镜子，把颈部完全裸露出来，头抬高后仰，使颈部充分展示在镜子前。先观察甲状腺的位置：两侧是否对称，是否出现肿大。

2 并拢食指、中指、无名指，从脖子中间沿两侧，从上到下轻触甲状腺，感受有无肿大或者结节。

3 吞咽口水，感受颈部随着吞咽动作上下活动的部位，手持镜子观察这个部位是否有上下移动的肿块，同时用手指触摸是否有软的鼓包、小肿块、硬的小结节。

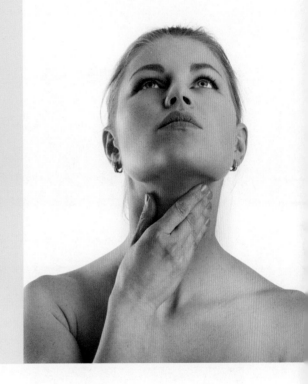

● **甲状腺肿的确诊检查**

自检后发现可能是甲状腺肿，需要到医院进一步确诊。可以选择的检查项目有以下几种。

甲状腺彩超：确诊甲状腺肿的程度和性质，为必做检查项目。

甲功三项：最基本的甲状腺功能检查，排查是否同时存在甲亢或者甲减。

甲状腺吸碘率检查。

甲状腺同位素扫描。

自身抗体检测。

饮食要点

地方性甲状腺肿要补碘

地方性甲状腺肿俗称"大脖子病"，主要是因为摄碘不足，引起甲状腺代偿性增大，多发于山区和远离海洋的地区。防治地方性甲状腺肿最有效的方法是补碘，让身体摄入足够的碘。我国成年人碘摄入量推荐标准是 120 微克 / 天。

食用碘盐是预防碘缺乏病的有效措施，我国也立法推行普遍食盐碘化防治碘缺乏病，食盐中含碘的标准是 20~30 毫克 / 千克。除了食用碘盐外，还可以通过适量摄入含碘丰富的食物如海带、紫菜、虾皮等补充碘。

科普时间

沿海城市居民也需要食用碘盐

饮用水、食物和空气是人摄入碘的三大途径，虽然沿海城市居民日常食用的海产品中含碘量很高，如海带、紫菜、海鱼等，但是食用频率和食用量不一定高，如果不食用碘盐，约 97% 以上的居民碘摄入量会低于推荐摄入量，碘缺乏的风险很大，因此沿海城市居民也需要食用碘盐。

但是，因为我国幅员辽阔，存在富碘地区和碘缺乏地区的差异，加上近年来饮食结构也发生了变化，所以我国实施的国家标准《食用盐碘含量》允许各省（区、市）自行确定食盐碘含量平均水平。而且，我国定期会对全国范围内的碘盐和碘缺乏病的流行状况做监测，并根据人群碘盐的变化调整碘盐的碘浓度。

忌补碘过量

　　碘缺乏会导致地方性甲状腺肿，饮食中需要补碘，但是碘过量也会引起甲状腺肿。碘过量导致的甲状腺肿主要发生在甲状腺有缺陷的人群，如慢性甲状腺炎、甲状腺切除等人群。因此，通过食物补碘要适量，建议成年人每天摄入 120 微克碘，按照每人每天 6 克内的食用碘盐标准，再加上一天均衡饮食从食物中摄取的碘，基本就可以满足适量补碘。

　　尿碘是监测碘营养水平的公认指标，尿碘中位数为 100~200 微克 / 升是最适当的碘营养状态；≤ 99 微克 / 升，说明碘摄入不足；200~299 微克 / 升，说明碘摄入超足量；≥ 300 微克 / 升，说明碘摄入过量。

不要经常生吃十字花科蔬菜

　　蔬菜能为身体提供多种维生素，但是由于一些蔬菜可能会引起甲状腺肿，特别是十字花科蔬菜，如圆白菜、萝卜、菜花等，所以患有甲状腺肿的人尽量不要生吃这些蔬菜，应煮熟后食用，以破坏其中含有的致甲状腺肿物质。

虾皮

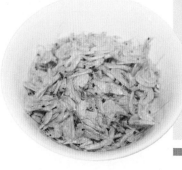

营养关键词		能量	153 千卡
蛋白质、钙、碘		蛋白质	30.7 克
推荐食量		脂肪	2.2 克
每日 10~15 克		碳水化合物	2.5 克
		钙	991 毫克
		钾	617 毫克
		碘	2645 微克

为什么适宜吃

虾皮富含碘，能避免机体碘摄入不足，有利于维持甲状腺正常代谢功能；其含有的钙、蛋白质、钾有助于强健骨骼、提高免疫力、稳定情绪。

人群须知

高碘引起的甲状腺肿患者不宜食用；痛风、高尿酸血症、高血压患者慎食。

营养师支招

通常市售虾皮咸味较重，无意间容易摄入过多盐，吃之前可以用温水泡 2 小时，再多次清洗后加入醋食用。

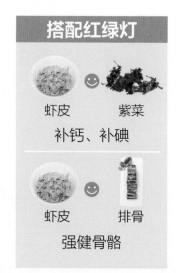

搭配红绿灯

虾皮 😊 紫菜
补钙、补碘

虾皮 😊 排骨
强健骨骼

排骨豆腐虾皮汤

材料 排骨 250 克，豆腐 300 克，虾皮 5 克，洋葱 50 克。

调料 姜片、料酒、盐各适量。

做法

1 排骨洗净，斩段，用沸水焯烫，撇去浮沫，捞出后沥干水分；
   豆腐洗净，切块；洋葱去老皮，洗净，切片；虾皮泡洗干净。

2 将排骨段、姜片、料酒放入砂锅内，加入适量水，大火煮沸，
   转小火继续炖煮至七成熟，加豆腐块、虾皮、洋葱片，继续
   小火炖煮至熟，加盐调味即可。

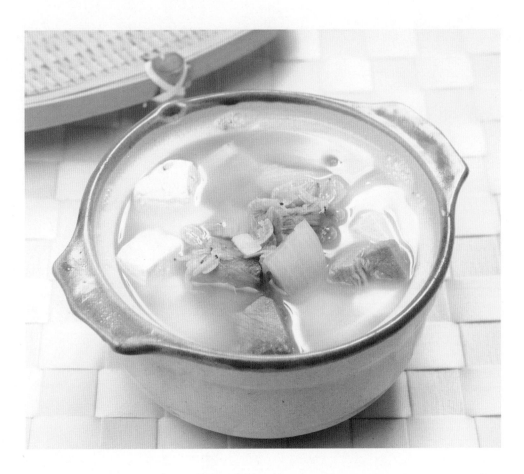

鹌鹑蛋

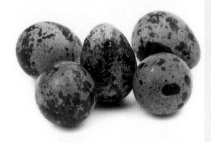

营养关键词		能量	160 千卡
蛋白质、硒、卵磷脂		蛋白质	12.8 克
		脂肪	11.1 克
推荐食量		碳水化合物	2.1 克
每日 6 个左右		钾	138 毫克
		碘	38 微克
		硒	26 微克

为什么适宜吃

鹌鹑蛋含硒、碘较丰富，所含的氨基酸种类齐全，对于因缺碘导致的单纯性甲状腺肿有较好的食疗效果。

人群须知

冠心病患者、痰热痰湿者不宜多食。

营养师支招

鹌鹑蛋煮熟后放入冷水稍稍浸泡，可以使蛋壳很容易剥离。

煮鹌鹑蛋不要拿来就煮，宜先用冷水泡一会儿，可以避免其在煮的过程中开裂。

搭配红绿灯

鹌鹑蛋 ☺ 韭菜

补肾温阳

鹌鹑蛋 ☺ 香菇

滋阴补肾

香菇烧鹌鹑蛋

材料　泡发香菇 250 克，熟鹌鹑蛋 10 个。

调料　酱油、水淀粉、料酒、鲜汤、姜粉、香油各适量。

做法

1 香菇洗净，切四半，焯熟；鹌鹑蛋剥壳，加酱油腌好。

2 锅中倒入鲜汤、鹌鹑蛋、酱油、料酒、姜粉、香菇烧开，转
　小火烧入味，中火收汁，用水淀粉勾芡，淋上香油炒匀即可。

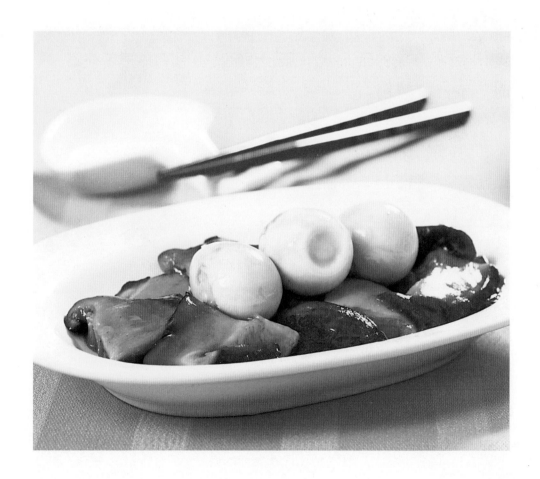

鸡肝

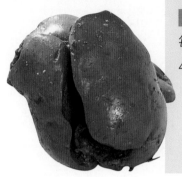

营养关键词		能量	121 千卡
维生素 A、铁、硒		蛋白质	16.6 克
推荐食量		脂肪	4.8 克
每周 1~2 次，每次 40~50 克		碳水化合物	2.8 克
		维生素 A	10414 微克
		钾	222 毫克
		硒	39 微克
		铁	12 毫克

为什么适宜吃

鸡肝中含有丰富的硒，能为硒缺乏导致的甲状腺肿患者补硒，同时又有补铁的作用。

人群须知

血脂异常、脂肪肝、高血压、冠心病患者不宜多食。

营养师支招

鸡肝是解毒器官，买回的新鲜鸡肝不要立即烹调，应用水冲洗 10 分钟，然后放在水中浸泡半小时。

吃鸡肝的时候不宜喝茶，茶水中含有鞣酸会降低人体对铁的吸收。

搭配红绿灯

鸡肝 😊 柿子椒

辅治贫血

鸡肝 😊 小米

养血明目

鸡肝小米粥

材料　鲜鸡肝、小米各 50 克。

调料　香葱末、胡椒粉各适量。

做法

1 鸡肝洗净，切碎；小米淘洗干净。

2 锅中倒水烧开，放入小米煮开，转小火煮约 15 分钟，放入鸡肝碎煮至小米开花。

3 粥煮熟后，撒上香葱末、胡椒粉即可。

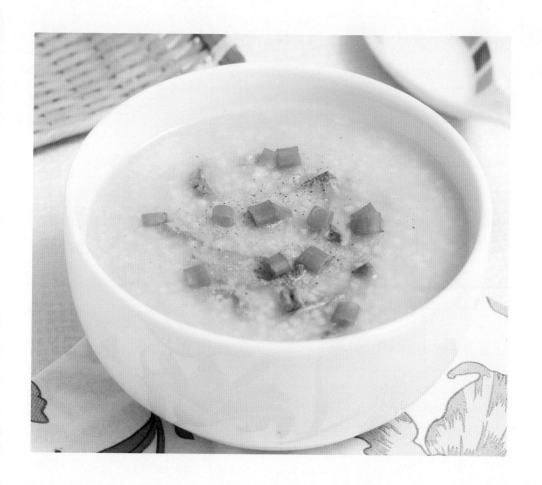

猪肉

营养关键词		能量	395 千卡
蛋白质、铁		蛋白质	13.2 克
推荐食量		脂肪	37.0 克
每日 40~75 克		碳水化合物	2.4 克
		铁	2 毫克
		磷	162 毫克
		硒	12 微克

为什么适宜吃

猪肉能提供优质蛋白质、铁、钾、硒等多种营养素，有助于增强体质，预防甲状腺疾病，补血养血。

人群须知

肥胖、血脂异常及心血管疾病患者不宜多食；生病初愈、肠胃虚弱的人少食。

营养师支招

切猪肉时应顺肉纹理方向切，烹调时易熟烂。猪肉烹调前不要用热水洗，因为猪肉中含有肌溶蛋白，遇热易溶解，用热水洗营养易流失，口感也差。

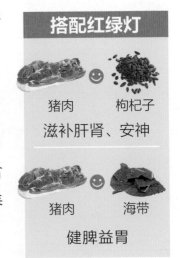

搭配红绿灯

猪肉 枸杞子

滋补肝肾、安神

猪肉 海带

健脾益胃

海带排骨汤

材料 猪排骨 400 克，泡发海带、莲藕各 100 克。

调料 葱段、姜片、盐、料酒、香油各适量。

做法

1 海带洗净，蒸 30 分钟后切长方块；排骨洗净，横剁成段，焯水后捞出，用温水洗净；莲藕去皮，洗净，切块。

2 排骨段、莲藕块、葱段、姜片、料酒放入锅中加适量清水，大火烧沸，去浮沫，转中火烧 50 分钟，倒入海带块后转大火烧沸 10 分钟，加盐、香油即可。

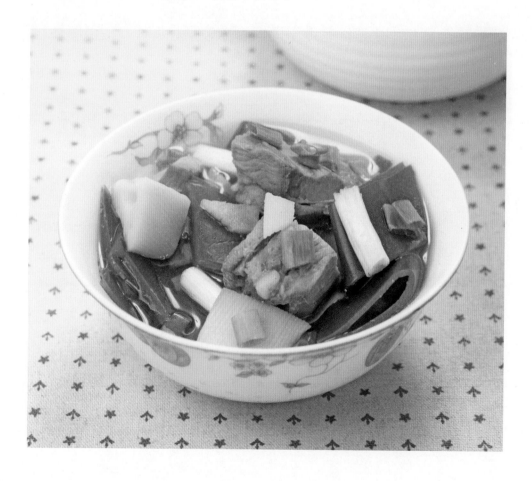

糯米

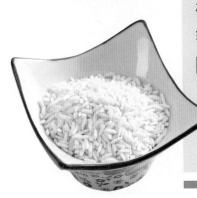

营养关键词		
碳水化合物、B族维生素	能量	348 千卡
	蛋白质	7.3 克
	脂肪	1.0 克
推荐食量	碳水化合物	78.3 克
每日 50~100 克	烟酸	2 毫克
	铁	1 毫克

为什么适宜吃

糯米富含 B 族维生素，有助于提振食欲，强壮身体，提供能量。

人群须知

胃炎、胃溃疡、十二指肠炎患者不宜多食。

营养师支招

糯米及糯米制品宜在热的时候食用，因为凉后口感较硬，不利于消化。

糯米及糯米制品一次不宜食用过多，以免造成消化不良。

搭配红绿灯

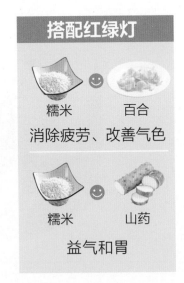

糯米　　百合

消除疲劳、改善气色

糯米　　山药

益气和胃

山药枸杞糯米粥

材料　山药 100 克，糯米 80 克，枸杞子 5 克。

做法

1 糯米洗净，浸泡 4 小时，煮沸后转小火熬煮。

2 山药洗净，去皮，切丁，待粥熬成时放入，熬煮软烂后，再加入枸杞子略煮即可。

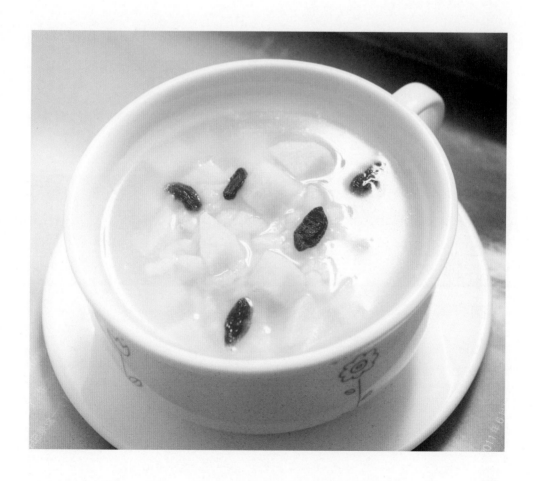

菠菜

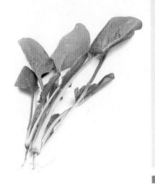

营养关键词		能量	28 千卡
胡萝卜素、叶酸、铁		蛋白质	2.6 克
推荐食量		脂肪	0.3 克
每日 100~150 克		碳水化合物	2.8 克
		胡萝卜素	2920 微克
		叶酸	117 微克
		铁	3 毫克

为什么适宜吃

菠菜营养丰富，所含的铁有补血功效，所含的胡萝卜素有延缓细胞衰老、抑制肿瘤细胞形成的作用，所含的钾有利尿消肿作用，有助于缓解甲状腺肿大。

人群须知

结石尤其尿路结石患者慎食；肾炎患者不宜多食。

营养师支招

烹调菠菜前宜用沸水将其焯透，因为菠菜富含草酸，草酸会影响人体对钙的吸收，焯水可以减少菠菜中草酸的含量。

在焯烫菠菜的水中加少许香油，可使菠菜色泽鲜绿不发黄。

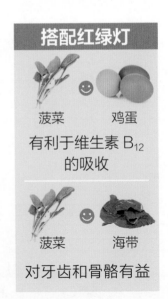

搭配红绿灯

菠菜　　鸡蛋

有利于维生素 B_{12} 的吸收

菠菜　　海带

对牙齿和骨骼有益

菠菜炒鸡蛋

材料 菠菜 300 克，鸡蛋 2 个。

调料 葱花、盐各适量。

做法

1 菠菜洗净，用沸水焯一下后捞出，沥干水分，切段，凉凉；鸡蛋打散备用。

2 锅中油烧至八成热，倒入蛋液，炒成鸡蛋块后盛出。

3 另起锅，倒入适量油，烧至七成热，下入葱花炝锅，然后倒入菠菜段和炒好的鸡蛋翻炒片刻，加盐炒匀，出锅即可。

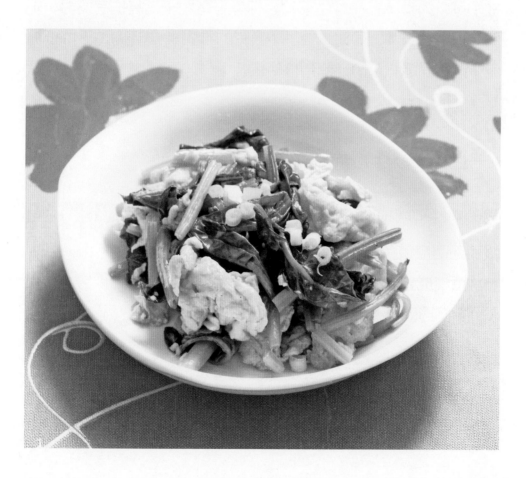

柚子

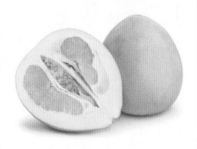

营养关键词		能量	42 千卡
维生素 C、钾		蛋白质	0.8 克
推荐食量		脂肪	0.2 克
每日 50~100 克		碳水化合物	9.5 克
		维生素 C	23 毫克
		钾	119 毫克

为什么适宜吃

柚子可以为身体补充维生素 C、钾等，有助于提高抗病能力，辅助治疗甲状腺肿。同时，柚子中含有的维生素 C 还有助于降低血液中的胆固醇，预防动脉粥样硬化。

人群须知

柚子性寒，脾虚泄泻者不宜多食。

营养师支招

服药期间应避免食用柚子，因柚子中含有一种活性成分会干扰许多药物的正常代谢，从而影响药效。

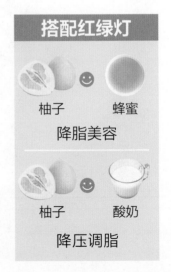

搭配红绿灯

柚子 ☺ 蜂蜜
降脂美容

柚子 ☺ 酸奶
降压调脂

草莓柚子奶昔

材料 柚子肉 50 克，草莓 60 克，原味酸奶 250 克。

做法

1 柚子肉切小块；草莓去蒂，洗净，切小块。

2 将柚子块和草莓块放入榨汁机中，加入酸奶，搅打均匀，倒
入杯中即可饮用。

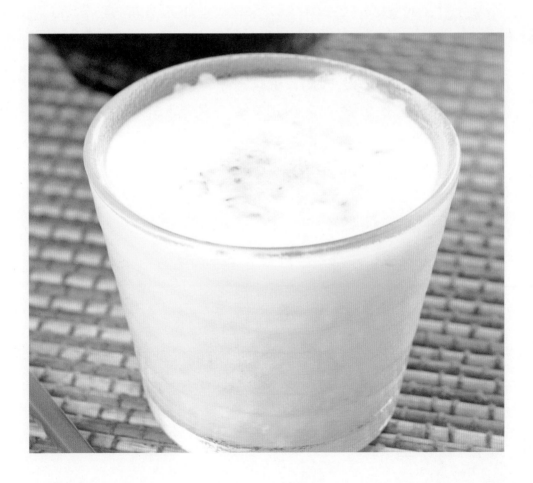

日常注意事项

适量运动，每周练几次太极拳

养成良好的运动习惯有助于增强体质，预防疾病。但是对于伴有甲减或甲亢的甲状腺肿患者，要选择较为平和的运动方式，建议每周练几次太极拳，但并不是所有人都能把整套动作坚持下来，其实练习基础几式，长期坚持，也能起到很好的养护效果。

不要过度劳累

现在，人们工作时间长、压力过大而造成的过度劳累会让身体健康岌岌可危，诱发疾病。甲状腺肿患者如果不注意劳逸结合导致过度劳累，不仅会加剧甲状腺肿，还可能引发其他甲状腺疾病。因此，要学会合理安排工作和休息时间，养成良好的作息规律，不熬夜，同时适当进行体育锻炼。

避免不良情绪刺激

医学研究显示，很多生理疾病都会受到情绪的影响，当愤怒、悲伤、忧思、焦虑、恐惧等不良情绪压抑在心中而不能充分宣泄时，便会损害健康，引起疾病，甚至加重疾病。

对于不满意的人或事，要进行"冷处理"，避免正面冲突；要培养多方面的兴趣，积极参加适合自己的文体娱乐活动，可以陶冶情操、开阔胸怀、缓解身心疲劳，对于保持心理平衡和调节情绪大有益处。

药物治疗

甲状腺制剂

　　甲状腺肿的一个主要原因是甲状腺激素不足引起的甲状腺代偿性肿大，如果没有禁忌证，可以服用甲状腺制剂，剂量和服用时间需要遵医嘱。

甲状腺肿明显

特别是局部肿块，手术切除后继续服用甲状腺制剂。

甲状腺肿不明显

排除肿瘤可能，在医生指导下服用甲状腺制剂进行观察，每年做一次甲状腺 B 超检查。

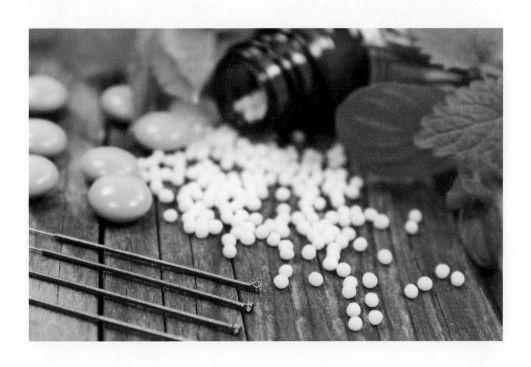

专题 走出误区重点看

甲状腺肿一定要治疗吗?

甲状腺肿会影响美观和生活质量,即使个人不在乎,也是需要治疗的,因为一旦病情加重会压迫周围器官,比如食管、气管,造成呼吸困难、吞咽困难,影响正常生活。另外,如果任由甲状腺长期处于增生肥大,会增加恶变的风险。

不直接服用含碘药物就可避免碘摄入过量?

一些口服或者皮肤用药中会含有大量的碘,比如一些止咳糖浆和祛痰剂;抗心律失常的药物胺碘酮,以及一些复合维生素制剂也可能含碘。如果已经出现甲状腺肿,需要服用这些药物时需要告知医生,避免加重病情。

单纯性甲状腺肿会遗传吗?

如果是碘缺乏导致的甲状腺肿,呈现人群聚集性发病,可能与地区的环境因素有关,改善营养状态可以终止甲状腺肿的发生。但是如果是先天原因导致的甲状腺肿,而且在家族中聚集发病,则有可能遗传。

PART 8

消炎去病症
甲状腺炎不可掉以轻心

甲状腺炎诊断

认识甲状腺炎

甲状腺炎是由感染、自身免疫等多种原因引起的，以炎症为主要表现的甲状腺疾病，有的患者甲状腺功能正常，有的可能会出现一过性（短时间内）甲亢或甲减。甲状腺炎根据不同原因有不同分类，根据发病缓急可分为急性甲状腺炎、亚急性甲状腺炎；按照病因可分为感染性甲状腺炎、自身免疫性甲状腺炎、放射性甲状腺炎，其中又以自身免疫性引起的桥本甲状腺炎最为常见。

甲状腺炎的表现

桥本甲状腺炎

桥本甲状腺炎大多表现为甲状腺肿、甲减或没有症状，少数情况下表现为甲亢。甲亢一般会在桥本甲状腺炎早期出现，后期会发展为甲减。

急性甲状腺炎

发病急，发热体温可达 38℃以上，打寒战；甲状腺位置疼痛，吞咽、说话加重痛感；局部出现肿块并变硬、化脓。

轻者颈部不适，按压有轻微疼痛，做吞咽动作时会觉得颈部活动有异物感；重者颈部疼痛难忍，波及下颌、耳后、颈后等，疼痛厉害时让人坐立不安。

轻度至中度发热，伴随乏力、出汗、肌肉酸痛、怕冷等症状。

甲状腺局部有肿块，质地硬，按压有明显痛感。

自身免疫反应

如果身体的某一组织（如甲状腺）由于外伤、感染、药物等因素发生了改变，变成自己身体的"异类"，刺激身体产生特异性抗体，诱发身体的免疫系统对这个组织进行攻击，启动了一系列炎症反应。简单说，就是自己身体内部发生了敌我不分的战斗，这就是自身免疫反应。

甲状腺炎的诱因

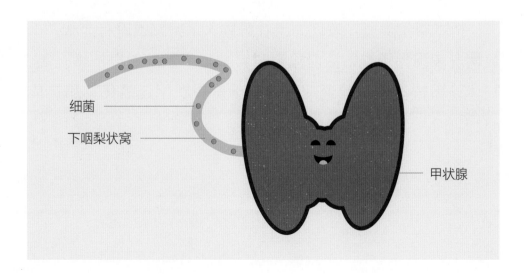

细菌

下咽梨状窝

甲状腺

● 急性甲状腺炎是发育不全惹的祸

急性甲状腺炎是由细菌引起的，进而导致化脓。正常情况下甲状腺是不容易被感染的，但是如果在发育过程中给了细菌可乘之机，那甲状腺就不再坚不可摧，下咽梨状窝就是细菌的入侵门户。

下咽梨状窝是甲状腺最里面的一根管子，应该随着成长发育而消失，如果被保留下来，细菌就会通过这根管子侵入甲状腺，导致炎症。常见于 15 岁以下儿童，成年人少见。

● 亚急性甲状腺炎是甲状腺得了"小感冒"

亚急性甲状腺炎多是由病毒感染引起的，症状类似感冒，但是这种"感冒"不会传染。常发生于中年女性，儿童少见。

● 桥本甲状腺炎

桥本甲状腺炎也叫慢性淋巴细胞性甲状腺炎，是一种自身免疫性疾病，因为最早发现这个疾病的是日本外科医生桥本，因此就以他的名字命名，也被称为桥本病。

桥本甲状腺炎多表现为甲状腺肿大、甲减或没有症状，少数情况表现为甲亢，抽血检查时会发现甲状腺自身抗体升高。临床诊断桥本甲状腺炎的首选指标是甲状腺过氧化物酶抗体（TPOAb），当 TPOAb 值高于 400，则可确诊。

甲状腺炎的检查

甲状腺彩超
可以发现形态变化，如甲状腺是否增大或萎缩，组织结构的变化，血流是否增多。在发生炎症的区域，一般血流会增多。

血常规检查
如果白细胞增高，可能是急性化脓性甲状腺炎。

甲状腺同位素碘扫描

甲状腺穿刺活检

甲功三项
早期：$T_3\uparrow$，$T_4\uparrow$，$TSH\downarrow$。
后期：$T_3\downarrow$，$T_4\downarrow$，$TSH\uparrow$。

甲状腺吸碘率测定
与甲状腺激素测定值结合，二者结果呈分离现象（即血清 T_3、T_4 升高，TSH 降低，甲状腺吸碘率降低），是诊断甲状腺炎的特异性证据。

TGAb、TMAb 检查
有助于明确诊断桥本甲状腺炎。

科普时间

为什么会发生产后甲状腺炎

产后甲状腺炎是发生在产后的一种自身免疫性甲状腺炎，一般认为是患者本身存在隐性的自身免疫性甲状腺炎，而妊娠作为诱因促进了疾病进展，其病程与无痛性甲状腺炎类似，区别是发生在妊娠后。

饮食要点

补充富含维生素C的食物，增强抵抗力

增强身体抵抗力，避免上呼吸道感染，有助于预防亚急性甲状腺炎。平时多吃一些含维生素 C 丰富的食物，有助于增强身体抵抗力。

人体不能合成维生素 C，必须从食物中摄取。蔬菜和水果中的维生素 C 含量很丰富，如鲜枣、彩椒、猕猴桃、草莓、橙子、葡萄、白菜、苦瓜等。维生素 C 是水溶性的，在体内的储存非常有限，需要及时补充。

适当摄入含硒丰富的食物

硒有助于维持甲状腺功能，身体缺硒会导致有害的自由基增多，从而损伤甲状腺组织，引起腺体的免疫性破坏，影响甲状腺的正常功能。日常饮食可以通过食用富含硒的食物如肉类、海产品、蘑菇、动物肝脏等来辅助治疗桥本甲状腺炎。因为桥本甲状腺炎不宜高碘饮食，所以在选择海产品时要避免含碘高的品种。

疼痛明显者宜选择流质饮食

甲状腺炎会有不同程度的疼痛，如果随着吞咽疼痛比较严重，进食时要选择高营养、易消化的流质饮食或者膳食纤维含量少的食物，避免吞咽困难。

忌酗酒

长期大量饮酒会破坏身体免疫力，甲状腺更容易受到炎症侵害引发甲状腺炎。同时大量饮酒，酒精会抑制甲状腺功能，影响甲状腺激素分泌，引发其他甲状腺疾病。

建议成年男性每天饮酒的酒精量不超过 25 克，成年女性不超过 15 克。总体来说就是不要酗酒。

忌高碘饮食

碘是合成甲状腺激素的重要原料，健康人通过日常食用碘盐基本能满足身体对碘的需求，但是摄入过量就会增加桥本甲状腺炎的风险，对于已经患有桥本甲状腺炎的患者更不宜高碘饮食，应低碘饮食，避免加重病情。碘盐可以吃，但是海带、紫菜等含碘丰富的食物要少吃。

苦瓜

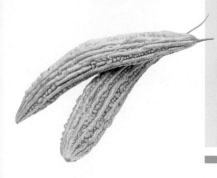

营养关键词	能量	22 千卡
苦瓜苷、胡萝卜素、维生素 C	蛋白质	1.0 克
	脂肪	0.1 克
推荐食量	碳水化合物	4.9 克
每日 100~150 克	维生素 C	56 毫克
	胡萝卜素	100 微克

为什么适宜吃

苦瓜中的苦瓜苷能开胃健脾，有利于营养物质的吸收利用，增强身体抵抗力；维生素 C、胡萝卜素能抗氧化，有助于预防亚急性甲状腺炎。

人群须知

慢性胃肠炎患者、脾胃虚寒者不宜多食。

营养师支招

烹调苦瓜，最好用大火快炒或凉拌，因为烹调的时间过长，水溶性维生素会释出而溶入菜汁中，或随蒸汽挥发掉，不但影响口感，也会造成营养成分流失，降低营养价值。

搭配红绿灯

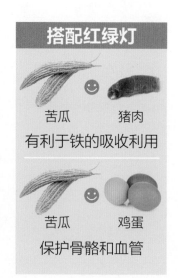

苦瓜　猪肉
有利于铁的吸收利用

苦瓜　鸡蛋
保护骨骼和血管

苦瓜炒鸡蛋

材料　鸡蛋 2 个，苦瓜 200 克。

调料　盐 2 克，胡椒粉少许。

做法

1 苦瓜洗净，去瓤，切片；鸡蛋打散，倒入油锅，滑炒至蛋液凝固，盛出备用。

2 锅置火上，倒油烧热后放胡椒粉，炒出香味后倒入苦瓜片，翻炒至苦瓜片断生，倒入鸡蛋块，加盐翻炒均匀即可。

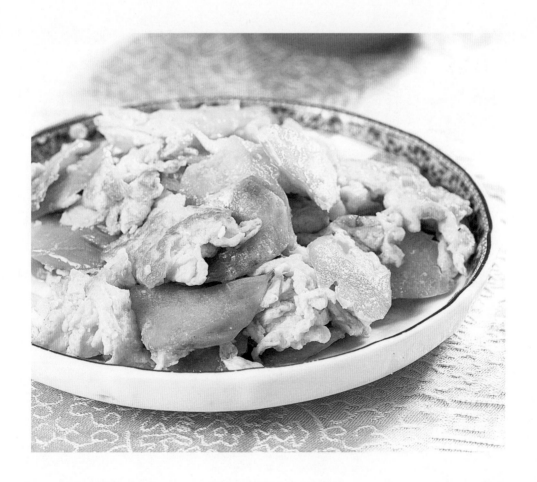

草莓

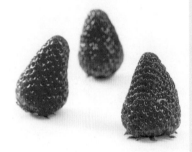

营养关键词		能量	32 千卡
维生素 C		蛋白质	1.0 克
		脂肪	0.2 克
推荐食量		碳水化合物	6.0 克
每日 100 克		膳食纤维	1.1 克
		维生素 C	47 毫克

为什么适宜吃

草莓中的维生素 C 有助于增强身体抵抗力，避免上呼吸道感染，有助于预防亚急性甲状腺炎。另外，草莓中的鞣酸有防癌抗癌的作用。

人群须知

草莓性凉，肠胃虚寒以及泄泻者不宜多食。

营养师支招

饭后食用草莓，可分解食物脂肪，帮助消化。

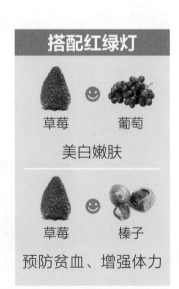

搭配红绿灯

草莓　😊　葡萄

美白嫩肤

草莓　😊　榛子

预防贫血、增强体力

菠菜草莓葡萄汁

材料 菠菜、葡萄各 100 克，草莓 50 克。

调料 蜂蜜适量。

做法

1 菠菜洗净，焯烫后切段；葡萄洗净，去子；草莓去蒂，洗净，切碎。

2 将所有材料放入果汁机中，加入适量饮用水搅打，加蜂蜜调匀即可。

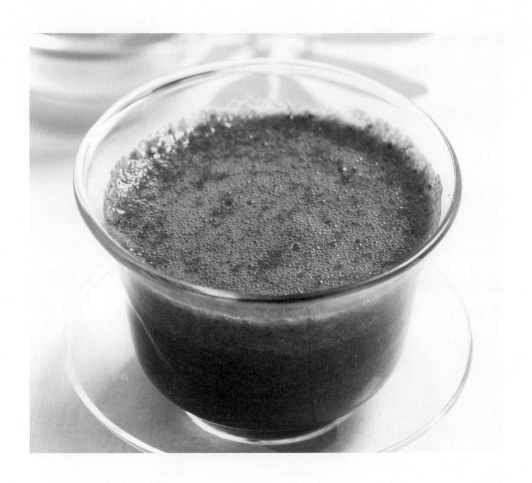

葡萄

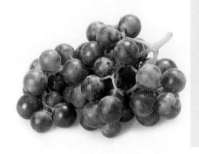

营养关键词		
花青素、维生素 C、钾	能量	44 千卡
	蛋白质	0.5 克
	脂肪	0.2 克
推荐食量	碳水化合物	9.9 克
每日 100 克	膳食纤维	0.4 克
	维生素 C	25 毫克
	钾	104 毫克

为什么适宜吃

葡萄富含花青素，还能补充一定量的维生素 C，对于已经患有甲状腺炎且有疼痛感的患者，有助于缓解炎症。

人群须知

脾胃虚弱者、肥胖者及糖尿病患者不宜多食。

营养师支招

葡萄最好连皮带子一起吃，因为很多营养成分都在皮和子中。

吃葡萄后不要马上喝水，否则容易引起腹泻。

葡萄避免用铁器盛装。

搭配红绿灯

葡萄	😊	枸杞子
补血养肝、抗衰老		

葡萄	😊	糯米
预防贫血、消除疲劳		

葡萄糯米粥

材料 糯米 100 克，葡萄 200 克。

调料 白糖少许。

做法

1 糯米淘洗干净，放入清水中浸泡 2 小时；葡萄洗净，去皮除子，对半切开。

2 锅中加入适量清水烧开，先放入糯米大火煮沸，再转小火煮至米粥将成，然后放入葡萄煮软，加白糖搅拌均匀即可。

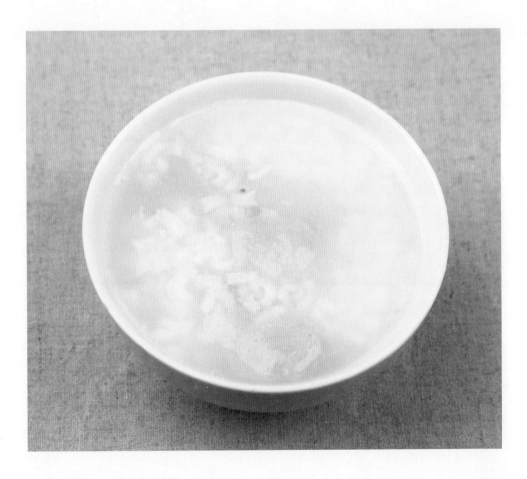

平菇

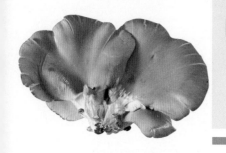

营养关键词		能量	24 千卡
钾、膳食纤维		蛋白质	1.9 克
推荐食量		脂肪	0.3 克
每日 50 克		碳水化合物	2.2 克
		膳食纤维	2.3 克
		钾	258 毫克

为什么适宜吃

平菇低脂、高钾，还含有膳食纤维和多种维生素，有助于维持正常的甲状腺功能，辅助治疗桥本甲状腺炎。

人群须知

菌类过敏者不宜食用。

营养师支招

新鲜平菇出水较多，易被炒老，所以不要烹调过长时间。也可以在烹调前入沸水焯去多余的水分。

平菇不宜浸泡太长时间，以免造成营养素的大量流失。

搭配红绿灯

平菇 😊 猪肉

增强人体免疫力

平菇 😊 鸡蛋

养心润燥

蛋香平菇

材料 平菇 200 克，鸡蛋 2 个，柿子椒 80 克。

调料 葱花、姜末各 5 克，盐 3 克。

做法

1 平菇洗净，撕成条；柿子椒去蒂除子，切丝；鸡蛋加盐打散，炒熟备用。

2 锅内倒少许油，放葱花、姜末炒香，放入平菇条，炒到平菇出水，放入柿子椒丝、鸡蛋翻炒几下即可。

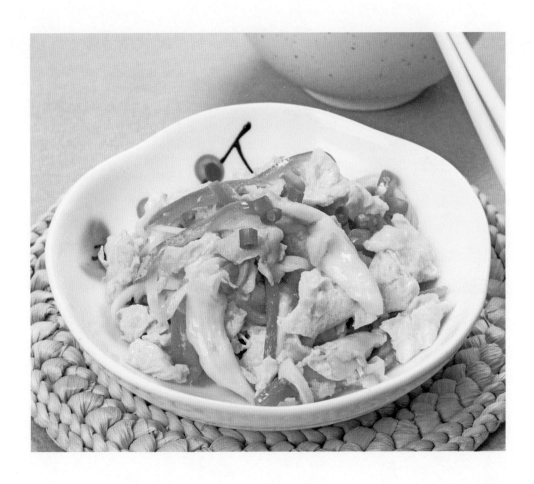

金针菇

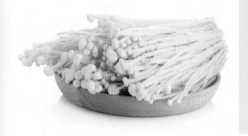

营养关键词	能量	32 千卡
蛋白质、维生素E	蛋白质	2.4 克
推荐食量	脂肪	0.4 克
每日 50 克	碳水化合物	3.3 克
	维生素 E	1 毫克

为什么适宜吃

金针菇低脂，含维生素 E、蛋白质等，具有缓解疲劳等食疗功效，有助于辅助治疗甲状腺炎。

人群须知

金针菇性寒，脾胃虚寒、慢性腹泻者不宜多食。

营养师支招

未开伞、菇体洁白如玉、菌柄挺直、均匀整齐、无褐根、根部少粘连的金针菇品质好。

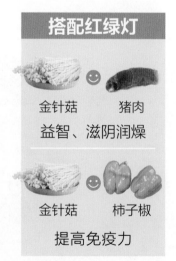

搭配红绿灯

金针菇　猪肉
益智、滋阴润燥

金针菇　柿子椒

提高免疫力

金针菇鸡丝

材料 鸡胸肉 200 克，柿子椒 50 克，金针菇 80 克。

调料 葱丝、姜末、淀粉、盐各适量。

做法

1 柿子椒去蒂除子，洗净，切丝；鸡胸肉洗净，切丝，加姜末、
  淀粉腌渍；金针菇洗净，略焯。

2 油锅烧热，炒熟鸡丝、金针菇，加入葱丝、柿子椒丝略炒，加
  盐炒匀即可。

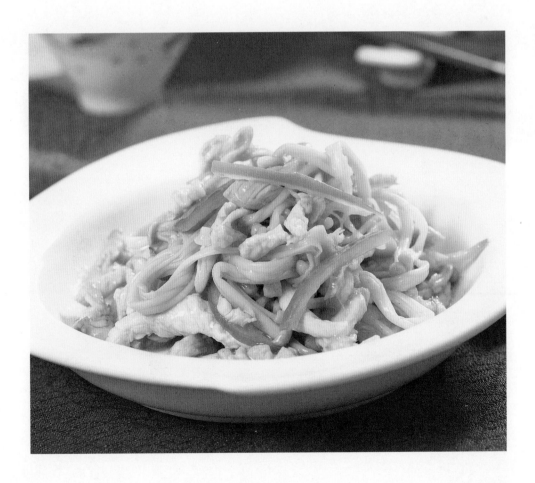

日常注意事项

颈部冷敷

甲状腺炎症状明显者会伴随颈部肿痛，可以用冷敷的方式缓解疼痛。用干净的毛巾包裹住冰块或者冰冻矿泉水瓶，敷在肿痛部位，冷敷 3~5 分钟后拿开，间隔片刻再继续敷。根据自身的感受重复冷敷。

做一做养心安神小动作

俗话说"怒火攻心"，暴躁、易怒的情绪会加重病情，所以甲状腺炎患者要学会调控情绪，忌经常发脾气、生闷气。除了尽量控制自己的情绪外，还可以做一些养心安神的动作，让自身达到一种平和的状态。

● 推手搓臂，除烦

1 端坐位，两手伸直，掌心相对，用左手中指从右手中指末端沿手掌中线推至肘窝，做 15~20 次。换侧，重复动作。

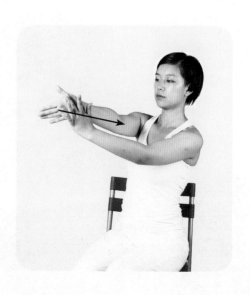

2 用左手中指从右手小指尖沿手掌靠身体一侧推至肘窝，做 15~20 次。换侧，重复动作。

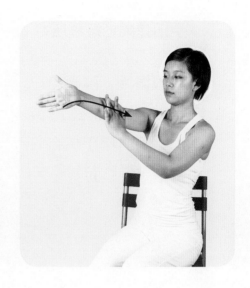

● **蜂鸣调息，让心情变平和**

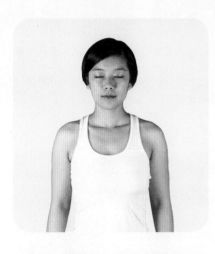

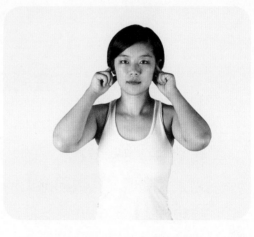

1 闭上双眼，放松全身；用鼻慢慢吸气，使胸腔蓄满气，屏气几秒钟。

2 将两手食指轻轻推进两外耳道，堵住两耳，嘴巴继续紧闭，分开上下牙齿，然后慢慢呼气，产生一种蜂鸣般的"嗡嗡声"。呼气时应该缓慢而有节奏，将意识完全集中于声音的振动上面。

● 手指弹桌，缓解压力

双眼微闭，哼唱自己喜欢的歌曲或背诗词，同时用手指有节奏地敲打桌面。

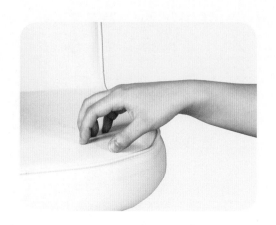

不宜剧烈运动

人在剧烈运动时，体内会产生较多的肾上腺素等激素，这些激素水平的升高会使脾产生白细胞的能力大大降低，导致易感染病菌，不利于甲状腺炎的治疗和恢复。

当心跳达到每分钟 145 次以上，感觉呼吸困难、唾液黏稠时，停止运动后心率恢复正常需要 30 分钟，说明运动过于剧烈。一般而言，运动时可以说话但无法唱歌的状态，强度最适宜。

药物治疗

可用β受体阻滞剂心得安，慎用抗甲状腺药物

甲状腺炎早期有可能出现甲亢症状，但一般都是短期的或一过性的，不建议随便服用抗甲状腺药物，避免药物促甲减早发。可以通过服用β受体阻滞剂心得安改善心慌、出汗等症状。

亚急性甲状腺炎酌情口服甲状腺制剂

本病为自限性病程，预后良好。轻症者仅需服非甾体抗炎药，如阿司匹林等。

甲状腺功能正常，亚急性甲状腺炎反复发作，甲状腺肿大缩小不明显者可酌情口服甲状腺制剂，大多数患者服药数周后可以治愈。也有极少数人因为亚急性甲状腺炎反复发作导致甲减，则需要长期服药。

自身免疫性甲状腺炎应视甲状腺功能采取不同治疗方法

如果甲状腺功能正常，甲状腺肿大较小，也没有明显压迫症状，可以观察、随访复诊。如果出现明显的甲状腺肿大，而且伴有压迫症状，应采用优甲乐治疗。如果出现甲状腺功能减退的症状，要采用甲状腺素（如优甲乐、甲状腺片等）替代治疗。

甲状腺炎和甲状腺肿是一回事儿吗？

甲状腺炎可能会出现甲状腺肿大，但甲状腺炎和甲状腺肿不是一回事儿。甲状腺炎的甲状腺肿大是由于甲状腺组织的炎症反应引起的，如急性或亚急性甲状腺炎发作，大多伴有疼痛。而甲状腺肿是形态上的异常增大，不属于炎症病变，甲状腺虽然肿大但可能不伴随疼痛。

如何辨别亚急性甲状腺炎（亚甲炎）与其他甲状腺疾病？

亚甲炎 VS 甲亢

相同：都有甲亢表现。

不同：① 甲亢时，甲状腺激素水平以及吸碘率都升高；亚甲炎时，甲状腺激素水平升高,吸碘率降低。② 甲亢时，无甲状腺疼痛或疼痛轻微；亚甲炎时，甲状腺疼痛明显。

亚甲炎 VS 桥本甲状腺炎

相同：都有甲状腺肿大。

不同：桥本甲状腺炎时，发病缓慢，甲状腺肿质地较硬，疼痛不明显；亚甲炎时，发病快，甲状腺肿质地较硬，有明显痛感。

亚甲炎 VS 急性化脓性甲状腺炎

相同：都有发热、甲状腺肿大和疼痛的表现。

不同：急性化脓性甲状腺炎时，有颈部蜂窝组织炎症，有脓肿，有全身感染中毒症状；亚甲炎时，甲状腺虽然有疼痛，但局部没有红肿热痛和化脓表现，发热相对较轻。

PART 9

呵护好甲状腺

别让甲状腺疾病
夺走做妈妈的权利

不孕可能是甲状腺在找茬

　　一般每周 2 次以上有规律的性生活且不采取避孕措施的夫妻中，50% 的女性 3 个月内会妊娠，72% 的女性半年内会妊娠，85% 的女性一年内会妊娠，如果一年以上没有妊娠成功的，被称为不孕。不孕分为原发性不孕和继发性不孕，原发性不孕是指从没有获得过妊娠者，而曾经生育、人工流产、自然流产等有过妊娠后发生的不孕，称为继发性不孕。

　　不孕的原因有很多，也可能同时存在多种因素，其中甲状腺功能亢进或低下会引起排卵障碍导致不孕。

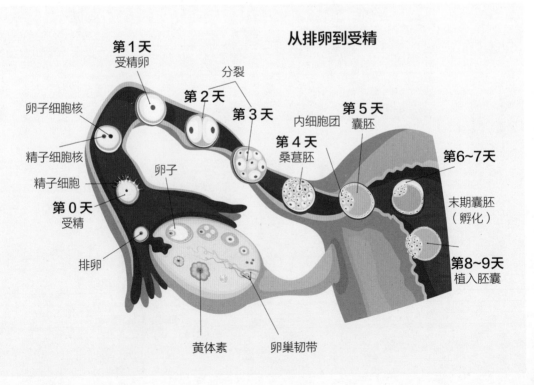

从排卵到受精

196

甲亢、甲减影响下丘脑—垂体—卵巢轴导致排卵障碍

女性一出生，身体就带有一定数量的卵子，埋在卵巢中"休眠"。到了青春期，下丘脑会命令脑垂体分泌促性腺激素，使卵巢苏醒，不成熟的卵泡就会逐渐发育，同时合成性激素。当卵泡发育成熟，一枚卵子就会从卵巢中挣脱而出，这就是排卵。

正常的排卵过程需要合适的性激素水平，排卵前，卵泡分泌的雌二醇促使下丘脑释放大量促性腺激素释放激素，继而引起垂体释放促性腺激素（黄体生成素 LH 和卵泡刺激素 FSH），产生黄体酮，促进排卵。

甲状腺分泌的甲状腺激素可以促进卵泡的发育和性激素的正常分泌，一旦甲状腺分泌出现异常，就会影响排卵，减少女性受孕机会。

科普时间

甲状腺疾病对男性生育的影响

1. 甲亢会导致男性勃起障碍

男性甲亢患者的甲状腺激素分泌过多，交感神经兴奋性增高，使得新陈代谢速度和氧化速度明显加快，会引发一系列代谢紊乱，造成人体包括生殖系统在内的各脏器功能发生改变。最直接的影响就是男性会出现勃起功能障碍，从而导致不育。

2. 甲减会使男性性欲降低、少精

甲减会引起患者性功能紊乱或障碍，最突出的表现就是性欲降低，大多数甲减患者都会表现出不同程度的性欲减退，还有很大比例的患者会出现阳痿、性冷淡现象。

这种情况，通过及时治疗一般会有所改善，但如果没有及时发现并治疗，甲减一旦发展到重度，内分泌环境会发生很大变化，致使睾丸素分泌减少，精子生成减少，生殖功能会受到很大损害，严重者还会出现少精甚至无精的情况，导致不育。

甲状腺疾病
会增加流产的风险

中、重度甲亢易引发流产

一般情况，轻度甲亢不会引起流产，很多患有轻度甲亢的女性也能通过药物治疗将甲状腺激素水平控制在正常水平，从而顺利度过孕期，但如果是中、重度甲亢，通过药物治疗效果不好，甲亢病情并未得到有效控制，则会增加流产、早产的发生率。如果病情较重或者经过治疗效果不明显，不宜备孕，以免发生流产、早产，或者对胎宝宝的生长发育产生不良影响。只要积极治疗甲亢，将指标控制在一定范围内，即可安心怀孕。

甲减孕妈妈自然流产的风险很大

患有甲减的孕妈妈自然流产的风险很大，尤其要注意亚临床甲减，由于症状不明显，很容易被忽视，从而发展成临床甲减，进一步增加流产的风险，或者造成胎宝宝发育不良或者早产。

甲状腺自身抗体也来添乱

甲状腺自身抗体显示阳性的孕妈妈，如果合并妊娠期甲减，在孕早期3个月内的自然流产风险会更高，单纯甲状腺自身抗体阳性的孕妈妈也可能会发生自然流产，即使再次怀孕，出现自然流产的风险也很高。所以，甲状腺自身抗体也会影响孕妈妈的顺利妊娠过程。

甲状腺功能异常，治疗达标后可以怀孕

孕妈妈的甲状腺激素水平对胎儿的发育至关重要，在孕12周前，胎儿完全依赖于胎盘从母体摄取甲状腺激素，所以孕妈妈的甲状腺激素水平决定了胎儿的神经发育。

孕前甲状腺功能筛查不可少

甲状腺功能异常的女性怀孕概率比正常女性低，但现在有很多理想的治疗方法，包括药物和手术等，如果能及时诊断、有效治疗，使得各项指标达标之后，甲状腺功能异常的女性也可以正常怀孕。所以，孕前进行甲状腺功能筛查非常重要。

有效治疗可平稳甲状腺激素水平

甲亢

甲状腺不肿大或者轻度肿大的甲亢患者，经过1~2年规律治疗，用最小剂量的甲巯咪唑（5毫克/天）或丙硫氧嘧啶（50毫克/天）维持半年以上甲状腺功能正常，停药后半年到一年内没有复发，可以妊娠。如果甲亢控制不理想，用最小剂量维持时病情反复，或者甲状腺明显肿大、突眼严重，建议采用手术或放射性碘治疗，半年到一年内甲状腺功能正常后再妊娠。

甲减

一般采用优甲乐治疗，将甲状腺激素水平恢复到正常状态，从而恢复正常月经，增加自然妊娠率。

甲状腺疾病患者的孕育红绿灯

孕前

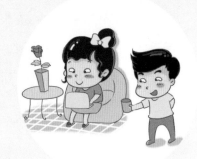

☺ 咨询医生，保持病情稳定。

☹ 接受过手术或放射性碘治疗，
半年内不宜怀孕。

孕中

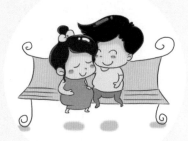

☺ 甲亢患者宜减少抗甲状腺药物的用量。

☺ 甲减患者需维持治疗，带药怀孕。照
常服用甲状腺制剂，稳定病情，避免
流产或早产。

☹ 甲亢患者忌中途停药，病情好转也不
能随意停止用药。

产后

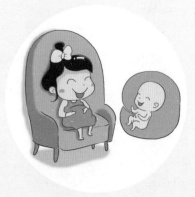

☺ 检查新生儿是否患有呆小症。

☺ 甲状腺药物照常服用，定期检查。

☹ 忌亚临床甲减孕妇分娩后不复查，
以免导致产后甲状腺炎。

妊娠期的甲状腺功能检查

怀孕可使已有的甲状腺疾病加重，也会增加甲状腺疾病发生的风险，而未控制的甲状腺疾病会影响胎宝宝的神经和智力发育。所以即使孕前没有甲状腺疾病，孕期也没有出现甲状腺异常的症状，还是应该做甲状腺功能检查。

看懂甲状腺功能检查单

妊娠期甲状腺功能检查主要是抽取静脉血化验甲功五项，不需要空腹，不受饮食的影响，干扰因素少。检查结果重点关注促甲状腺激素（TSH）、血清游离甲状腺素（FT_4）。重点排查常见甲状腺疾病：甲亢、甲减、亚临床甲亢、亚临床甲减。

妊娠甲功异常	TSH	FT_4
临床甲减	↑↑	↓
亚临床甲减	↑（＜10）	正常
低 T_4 血症	正常	↓
临床甲亢	↓↓	↑↑
亚临床甲亢	↓	正常

TSH 高于 2.5mIU/L 怎么办

妊娠期间的促甲状腺激素（TSH）正常值，根据2012年美国甲状腺协会建议：孕早期TSH正常值在0.1~2.5mIU/L，孕中期在0.2~3.0mIU/L，孕晚期在0.3~3.0mIU/L。TSH在2.5~4.5mIU/L，甲状腺激素水平正常，可以诊断妊娠亚临床甲减。当TSH > 10mIU/L，甲状腺激素水平下降，则为临床甲减，必须给予药物治疗。

如果TSH指标高于2.5mIU/L，甲状腺激素水平仍处于正常，甲状腺抗体阴性，需要进行尿碘检测来进一步查找原因。如果是碘摄入不足引起的，那么可通过饮食调理。如果TSH升高不是由于缺碘引起的，要及时进行药物干预，可选用优甲乐，服药2周后复查，遵医嘱调整用药剂量。

TSH 低于正常下限怎么办

孕期胎盘分泌大量的绒毛膜促性腺激素（HCG），HCG与TSH结构很相似，即HCG也有一定的TSH作用，可抑制TSH的分泌。当HCG分泌显著增多时，大量HCG刺激甲状腺滤泡细胞表面的TSH受体，甲状腺分泌甲状腺激素增多，出现甲亢症状，也称"妊娠一过性甲亢（GTT）"，同时TSH可出现一过性的降低。对于这种情况，多不需要药物治疗，是正常的生理现象。

妊娠合并甲亢也会出现TSH降低，同时会出现血清TT_4、FT_4增高。对于这种情况，要及时到内分泌科就诊，采取合适的治疗方法。

甲亢孕妈妈饮食要点

首先要做到营养充足且均衡

　　女性妊娠后每天所摄入的食物除了维持自身代谢需要外，还要保证胎儿的生长发育，胎儿的营养完全由孕妈妈从食物中获取。甲亢患者代谢率增高，能量消耗增多，如果甲亢孕妈妈补充营养不及时，长期处于营养不良的状态，胎儿无法获取充足的营养，就可能导致发育迟缓、停止发育、胎儿畸形、早产等，所以甲亢孕妈妈保证摄入的营养充足且均衡是最基本的健康措施，但是要忌高碘海产品如海带、紫菜、贻贝、海鱼、虾皮、海米。

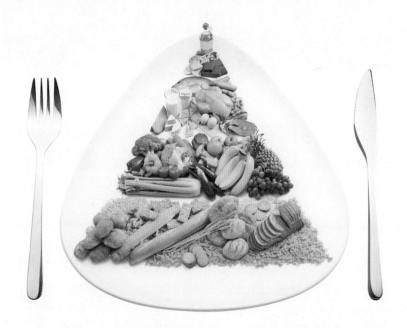

孕早期：参照膳食宝塔每日推荐量，维持孕前的平衡膳食
孕中期：每天额外增加 200 克奶，鱼、畜禽、蛋共增加 30 克左右
孕晚期：每天额外增加 200 克奶，鱼、畜禽、蛋共增加 80 克左右

每日能量摄入要高于正常孕妈妈15%~50%

　　孕早期，孕妈妈的基础代谢基本与孕前相同，然而随着胎宝宝的生长发育，基础代谢会逐渐增加，中国营养学会推荐孕妈妈在孕中期每天增加 300 千卡的能量。

　　而患有甲亢的孕妈妈由于甲状腺激素分泌过多，身体代谢速度加快，对能量和营养物质的需求高于正常孕妈妈，每日能量摄入应比正常孕妈妈高 15%~50%，每日应增加 345~450 千卡的能量。

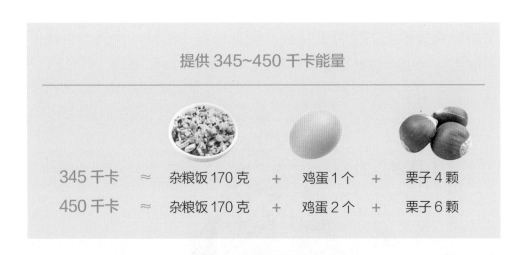

提供 345~450 千卡能量

| 345 千卡 | ≈ | 杂粮饭 170 克 | + | 鸡蛋 1 个 | + | 栗子 4 颗 |
| 450 千卡 | ≈ | 杂粮饭 170 克 | + | 鸡蛋 2 个 | + | 栗子 6 颗 |

每日摄入100 克以上的蛋白质

　　甲状腺激素分泌过多时，蛋白质分解加速，排泄增加，很容易引发营养不良、腰酸背痛、代谢功能衰退等症状。所以，甲亢孕妈妈需要额外补充蛋白质，每日最好摄入 100 克以上的蛋白质。

每日需摄入叶酸600 微克

叶酸是胎宝宝大脑发育的关键营养素，孕前及整个孕期都需要适量补充，以预防胎儿神经管畸形。孕妈妈对叶酸的需求量比正常人高，每日需要约 600 微克才能满足胎宝宝生长需求和自身需要。加上我国育龄女性体内叶酸含量普遍偏低，因此孕期更要重视叶酸的补充。

人体不能自己合成叶酸，只能从食物中摄取，因此应该牢记富含叶酸的食物，让它们经常出现在餐桌上。另外，在以食补为主的基础上，适当补充叶酸片是很有必要的。一般正常饮食的情况下，每天服用 400 微克的叶酸片或者复合维生素片即可满足一日的叶酸需求。但要注意，复合维生素的选择应关注碘含量情况。

矿物质易消耗，低碘补锌

由于甲状腺亢进而引起消耗过度，甲亢孕妈妈很容易出现矿物质缺乏的症状，特别是缺锌。孕妈妈缺锌会导致胎宝宝发育迟缓，容易生出低体重儿，甚至出现胎儿畸形，所以要重点补充富含锌的食物。

瘦肉、蛋、奶、海产品、蘑菇、坚果类食物都是锌的良好来源，但是甲亢孕妈妈不能增加碘的摄入，否则会加重甲亢症状。海产品含碘比较丰富，所以孕妈妈最好通过瘦肉、奶、蘑菇、坚果来补锌。

忌滥用补品

虽然甲亢期间需要补充能量、蛋白质以及多种维生素和矿物质，但是没有必要通过补品大补身体，只要坚持合理饮食，基本上都能保证充足的营养。有些补品中含有较多激素，孕妈妈滥用这些补品会影响正常饮食营养的摄取和吸收，干扰胎宝宝的生长发育。

不宜吃得过咸

过咸的食物一般含盐都比较多，妊娠期甲亢摄入过多的碘会加重病情。

另外，盐中还含有大量的钠，身体摄入过多钠，血液中的钠和水会由于渗透压的改变渗入到组织间隙，导致水肿使血压升高。

忌吃零食无节制

孕期虽然并不禁止孕妈妈吃零食，但是不能无节制地吃。零食中大多含糖、盐较高，如薯片、炸面包圈、各种糖果等，过多食用容易造成孕期肥胖、"三高"等，应少吃或者不吃。还有一些零食含有较多的人工色素等添加剂，孕妈妈经常食用，不利于身体代谢。

忌吃高碘食物

碘是甲状腺激素的主要原料，患有甲亢的孕妈妈如果摄入过多的碘，可能使甲状腺组织硬化，病情不容易好转，还会影响药物治疗的效果。所以对于甲亢孕妈妈来说，含碘极高的海带、紫菜、海杂鱼、贝类等食物应禁食，以免碘摄入过量对病情不利。

不宜贪享加工的酸味食物

有的孕妈妈早孕反应比较严重，呕吐、无食欲容易让身体能量缺乏，特别是患有甲亢的孕妈妈更需要摄入高于健康孕妈妈的能量，所以可以吃些酸味食物开胃促食。但是需要注意的是，不宜吃加工的酸味食物，如酸菜、泡菜等，因为这些腌制的酸味食物营养及卫生难以保证，含钠量极高。可改食天然酸味食物，如番茄、樱桃、杨梅、石榴、橘子、草莓、葡萄等。

小米

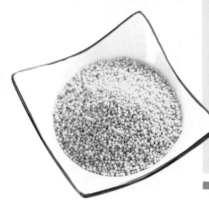

营养关键词		能量	361 千卡
碳水化合物、B 族维生素		蛋白质	9.0 克
		脂肪	3.1 克
推荐食量		碳水化合物	75.1 克
每日 50~100 克		维生素 B_1	0.3 毫克
		胡萝卜素	100 微克
		钙	41 毫克

为什么适宜吃

小米富含碳水化合物，是甲亢孕妈妈很好的能量来源，同时小米含有的维生素 B_1、维生素 B_2 可帮助改善孕吐引起的食欲缺乏。小米蛋白质中的色氨酸可转变成血清素，有助于安眠。

人群须知

小便清长者、胃寒者慎食。

营养师支招

小米中的氨基酸组成不理想，宜和豆类、奶制品同食，以提高营养价值。

小米煮粥不宜过于稀薄；不宜加碱或小苏打，以免破坏 B 族维生素。

搭配红绿灯

小米　　　鸡蛋

提高蛋白质的吸收利用

小米　　　牛奶

补虚损、助眠

素炒小米

材料　小米100克，牛奶240克，胡萝卜、土豆、莴笋各30克，鸡蛋1个。

调料　葱花、盐各适量。

做法

1 小米洗净，用牛奶泡1小时，取出蒸熟，凉凉后搓散；鸡蛋取蛋黄打散；胡萝卜、土豆、莴笋均洗净，去皮，切末。

2 锅中油微热，爆香葱花，放入胡萝卜末、土豆末、莴笋末炒熟，倒入小米、蛋黄炒匀，加盐调味即可。

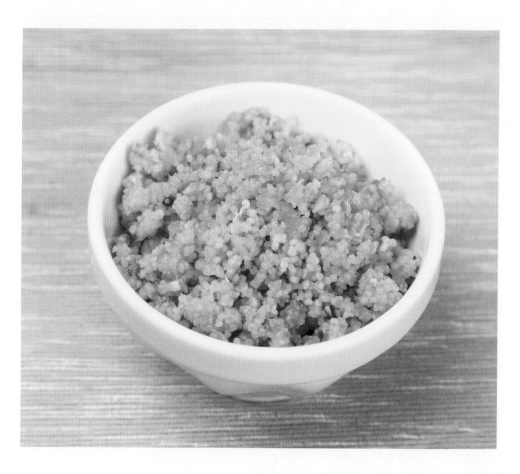

花生

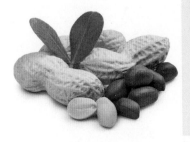

营养关键词		能量	574 千卡
脂肪、蛋白质、镁、锌		蛋白质	24.8 克
推荐食量		脂肪	44.3 克
每日 30 克		碳水化合物	16.2 克
		维生素 E	18 毫克
		锌	3 毫克
		镁	110 毫克

为什么适宜吃

花生富含蛋白质和脂肪，特别是不饱和脂肪酸，还含有多种维生素和矿物质，是甲亢孕妈妈良好的能量和营养来源。另外，孕妈妈常吃花生能够预防产后缺乳。

人群须知

患胆道疾病或胆囊切除及肠胃功能不好的人、血黏度增高或有血栓的人不宜多食。

营养师支招

花生应连同红衣一起食用，能够起到养血、补血的作用。

花生霉变后含有大量致癌物质，不可食用。

搭配红绿灯

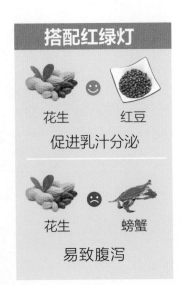

花生   红豆

促进乳汁分泌

花生   螃蟹

易致腹泻

花生红豆红枣米糊

材料 大米、花生米各 30 克，红豆、核桃仁各 20 克，红枣、
熟黑芝麻各 5 克。

做法

1 大米淘洗干净，浸泡 2 小时；红豆洗净，浸泡 4~6 小时；红
枣洗净，去核；花生米、核桃仁洗净。

2 将全部食材倒入全自动豆浆机中，加水至上下水位线之间，
按下"米糊"键，煮至米糊做好即可。

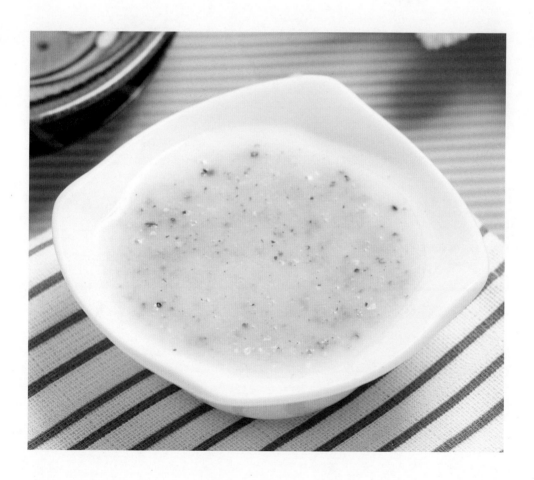

猴头菇

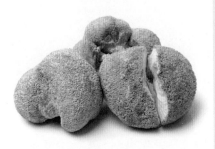

营养关键词	能量	21 千卡
膳食纤维、植物多糖	蛋白质	2.0 克
	脂肪	0.2 克
推荐食量	碳水化合物	4.9 克
每日 50 克（鲜品）	膳食纤维	4.2 克
	钙	19 毫克
	磷	37 毫克

为什么适宜吃

猴头菇是低脂食物，还含有多种维生素和矿物质，甲亢孕妈妈吃猴头菇有助于开胃健脾。

人群须知

对菌类食物过敏者忌食。

营养师支招

猴头菇有微微的苦味，烹调前用淡盐水浸泡 1 小时，能减少苦味。

在烹调猴头菇时，要把它烹调得很软烂，营养才能更好地被人体吸收。

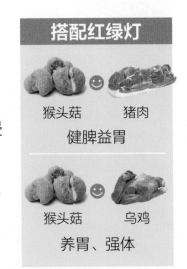

搭配红绿灯

猴头菇	😊	猪肉

健脾益胃

猴头菇	😊	乌鸡

养胃、强体

猴头菇清炖排骨

材料　鲜猴头菇 200 克，猪排骨 250 克，干香菇 3 朵。

调料　酱油、盐（无碘盐）各 3 克，葱段 5 克。

做法

1 鲜猴头菇浸泡洗净，倒入沸水中焯透，去除苦味；香菇泡发后切片；猪排骨洗净后切小块，焯水。

2 将猴头菇、香菇片、排骨块一起放入锅中，加适量水，用大火煮 60 分钟，加入盐、酱油拌匀，撒上葱段即可。

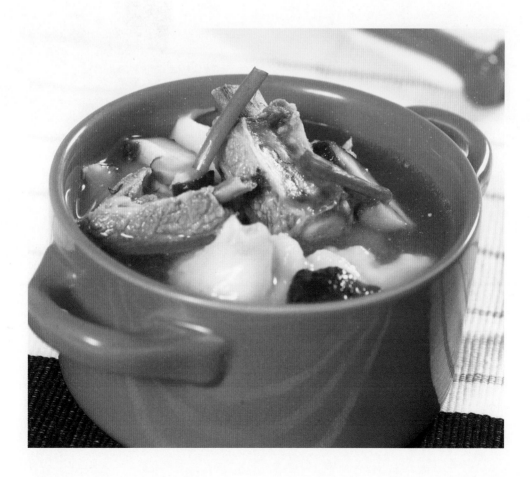

日常注意事项

做舒缓心情的运动，调节烦躁情绪

孕妈妈可以在空气新鲜的户外或者通风良好的室内，做一些舒缓心情的运动，缓解心理和生理的不适，一扫甲亢带来的烦躁情绪。

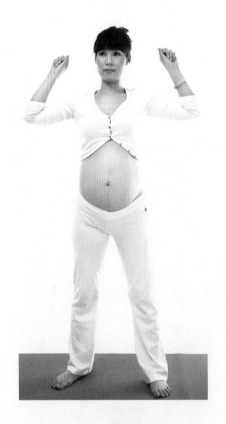

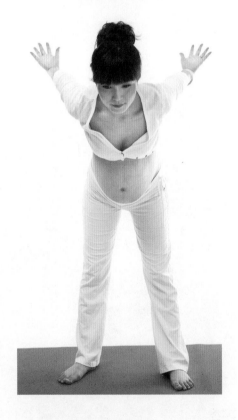

1 双臂上抬至肩平，上身朝左右转动。

2 手臂向后伸展，上身向前弯曲与地面平行，抬起头。

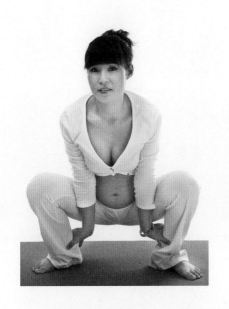 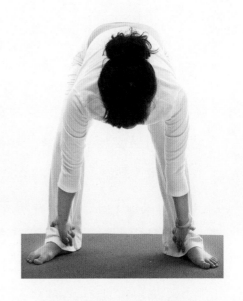

3 双脚用力分开，蹲下，双手抓住跟腱处。

4 两脚分开，膝盖尽量伸直，双手抓住两脚踝。

多晒太阳，补充维生素D

　　建议孕妈妈适当多晒晒太阳，太阳光中的紫外线照射到人体皮肤上，能使皮肤中的7-脱氢胆固醇转变为维生素D。相对于普通人来说，孕妈妈对维生素D的需求量增多，多晒太阳能促进胎儿骨骼和牙齿的发育。但也要注意晒太阳的时间，尽量避免在紫外线照射强烈的时段，每次晒半小时即可。

忌情绪暴躁

情绪波动大、易怒是甲亢的临床表现之一，但是作为孕妈妈，不稳定的情绪会影响胎儿的生长发育。因此孕妈妈要保持心态平和，有利于改善胎盘供血量，促进胎宝宝的健康发育。可以适度做一些家务活儿缓解烦躁情绪，使心情舒畅，还可以起到锻炼的作用。如果孕妈妈在怀孕期间能够保持快乐的心情，宝宝出生后一般性情平和，情绪稳定，少哭闹。

> **提示**
>
> 做家务活时要注意避免登高爬低，也不可长时间蹲着，还要避免长时间接触冷水，或使用刺激性强的洗涤剂。

忌贪凉

甲亢孕妈妈基础代谢明显升高，使氧耗和产热均增加，散热也加速，所以甲亢孕妈妈会有多汗、怕热的表现，但是也不能一味贪凉。日常起居要注意适当增减衣服，避免忽冷忽热，寒冷季节外出要做好保暖，夏季使用空调要温度适宜，控制在 22~24℃ 为宜。

药物治疗

妊娠期治疗首选丙硫氧嘧啶

治疗甲亢的药物主要有两种——丙硫氧嘧啶和甲巯咪唑，妊娠期治疗首选丙硫氧嘧啶。

甲巯咪唑	丙硫氧嘧啶
影响胎儿发育，如果孕妈妈用药过量，则会引起胎宝宝甲状腺功能减退及甲状腺肿，导致围产期胎儿死亡率及难产率升高。	胎盘通过率仅为甲巯咪唑的25%，且所致皮肤发育不全、气管食管瘘、面部畸形等较甲巯咪唑少见。

放射性碘131治疗妊娠期甲亢是绝对禁忌的

放射性碘 131 治疗时放射性碘容易透过胎盘，胎儿所接受的辐射剂量与母亲全身剂量相当，即使小剂量的放射性碘 131 也会给胎儿造成较高的辐射。因此，妊娠期禁用放射性碘 131 治疗。

甲减孕妈妈饮食要点

补碘盐同时定期摄入含碘高的食物

患有妊娠期甲减（缺碘引起）的孕妈妈体内甲状腺激素低于正常水平，同时，由于孕期机体循环血量增加、胎盘激素水平变化，需要合成的甲状腺激素比孕前要多很多。日常饮食中要用碘盐，还应增加含碘量较高的食物，如海带、紫菜、海鱼、贝类等。

每天摄入蛋白质不低于100 克

患有甲减的孕妈妈，小肠黏膜更新速度减慢，白蛋白浓度降低，为了满足自身和胎宝宝的生长需要，必须供给足量蛋白质。所以在日常饮食中宜多选用优质蛋白质食物，如鱼、虾、瘦肉等。

低脂饮食

甲减时，人体血浆中的胆固醇排出较缓慢，因而使血中胆固醇浓度升高。所以，患有甲减的孕妈妈往往还会伴有血脂偏高的症状，必须限制脂肪摄入，选择低脂饮食。

补铁和维生素B$_{12}$

甲状腺激素可以刺激造血功能，所以当甲状腺激素减少时，造血功能也会减退，很容易引起贫血。如果甲减孕妈妈同时伴有贫血症状，应及时补充富含叶酸、铁、铜和维生素 B$_{12}$ 的食物，如动物血、深绿色蔬菜等，同时遵医嘱服用铁剂等。

忌完全不吃肉

畜禽肉、鱼肉都是很好的优质蛋白质来源，在人体利用率高。对于甲减孕妈妈来说，因为小肠黏膜更新速度减慢，白蛋白浓度降低，更需要摄取充足的蛋白质来满足自身和胎宝宝的生长需要，所以甲减孕妈妈不能因为担心血脂异常一点肉都不吃。同时，畜肉也是补铁的良好食物来源，有助于防止甲减孕妈妈贫血。只是选择肉类时宜选瘦肉。

忌主食吃得少

主食是碳水化合物的主要来源，有的孕妈妈认为每天吃的蔬菜、肉、蛋已经很丰富了，主食吃不吃都可以。不吃主食或者主食吃得很少都不利于孕妈妈和胎宝宝健康。

孕妈妈缺乏碳水化合物就会出现全身无力、头晕、心悸、注意力不集中等症状，严重者会导致低血糖昏迷。孕妈妈体内的血糖含量低会影响胎宝宝的正常代谢，妨碍其生长发育。因此，孕妈妈必须重视碳水化合物食物的摄入，碳水化合物所供能量对维持神经系统的正常功能、增强耐力及节省蛋白质消耗是非常重要的。

虾

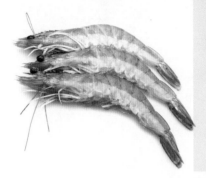

营养关键词		能量	79 千卡
蛋白质、硒、钙		蛋白质	16.8 克
推荐食量		脂肪	0.6 克
每日 40~75 克		碳水化合物	1.5 克
		钙	140 毫克
		硒	56 微克
		锌	1 毫克

为什么适宜吃

虾中富含优质蛋白质、硒，脂肪含量低，是甲减孕妈妈低脂饮食的良好食物来源。而且虾相对含碘量丰富，可以作为缺碘性甲减补碘的食物来源。

人群须知

过敏性鼻炎、支气管炎、皮肤病患者慎食。

营养师支招

虾要吃新鲜的，新鲜的虾体表有光泽，体两侧和腹面为白色，虾体完整，虾壳与虾肉紧贴。当用手触摸时，感觉硬而有弹性。虾头一般含有较多重金属类物质，应尽量不吃。

搭配红绿灯

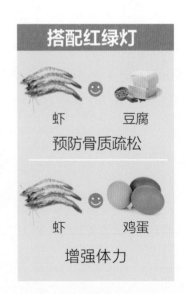

虾　　☺　　豆腐

预防骨质疏松

虾　　☺　　鸡蛋

增强体力

盐水虾

材料　虾 300 克。

调料　葱段、姜片各 5 克，料酒 10 克，花椒 2 克，大料 1 个，
　　　　盐 4 克。

做法

1 虾去虾线，洗净控干。

2 锅置火上，倒入清水，放入葱段、姜片、料酒、花椒、大料烧沸。

3 将虾倒入锅内，煮 2 分钟，加盐再煮 1 分钟关火，闷 15 分钟
　　左右即可。

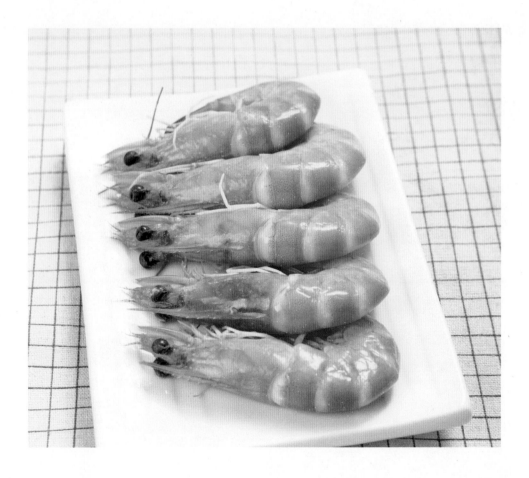

鲫鱼

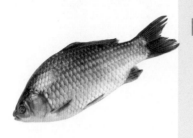

营养关键词		能量	108 千卡
蛋白质、锌		蛋白质	17.1 克
推荐食量		脂肪	2.7 克
每日 40~75 克		碳水化合物	3.8 克
		锌	2 毫克
		钙	79 毫克
		磷	193 毫克

为什么适宜吃

鲫鱼所含的蛋白质质优、齐全、易于消化吸收，是甲减患者高蛋白饮食的良好来源，而且还有补气血、促进乳汁分泌的功效，有助于产后母乳喂养。

人群须知

皮肤病患者、痛风患者不宜多食。

营养师支招

在烹制前一定要将鲫鱼体内的黑色腹膜去掉，因为其腥味较重。

鲫鱼要吃新鲜的，有红斑或者溃疡的不能吃，对身体有害。

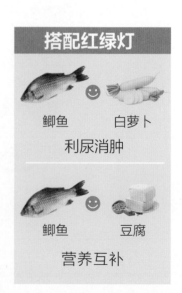

搭配红绿灯

鲫鱼 ☺ 白萝卜

利尿消肿

鲫鱼 ☺ 豆腐

营养互补

萝卜丝鲫鱼汤

材料　白萝卜200克，鲫鱼1条，火腿20克。

调料　盐、料酒、葱段、姜片各适量。

做法

1 鲫鱼去鳞、鳃及内脏后洗净；白萝卜洗净，去皮，切丝，焯一下，捞出过凉；火腿切丝。

2 锅内放油烧热，爆香葱段、姜片，放鲫鱼略煎，添热水，加白萝卜丝、火腿丝烧开，加盐、料酒煮熟即可。

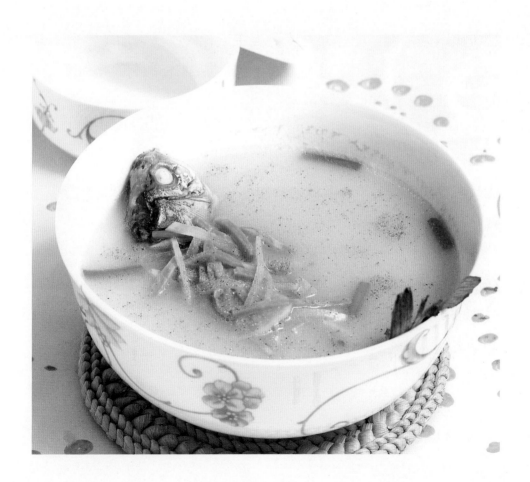

茄子

营养关键词		能量	23 千卡
维生素 E、膳食纤维、芦丁		蛋白质	1.1 克
		脂肪	0.2 克
推荐食量		碳水化合物	4.9 克
每日 50~100 克		膳食纤维	1.3 克
		维生素 E	1 毫克
		钾	142 毫克

为什么适宜吃

茄子可以为甲减孕妈妈补充多种维生素和矿物质，茄子含有的维生素 E 和膳食纤维有助于稳定血液中胆固醇水平；茄子中的芦丁能软化血管、增强血管弹性。

人群须知

脾胃虚寒、便溏者不宜多食。

营养师支招

茄子尽量洗净后带皮食用，因为茄皮含有很多的营养素，而且去皮后易氧化，很容易发黑。

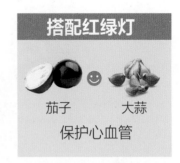

搭配红绿灯

茄子　😊　大蒜

保护心血管

蒜泥茄子

材料　圆茄子 300 克，大蒜 35 克。

调料　盐 3 克，醋 8 克，香菜段、香油各适量。

做法

1 圆茄子洗净，切厚片；大蒜去皮，捣泥。

2 将茄子片蒸 20 分钟，取出凉凉，放蒜泥、盐、醋调匀，撒上香菜段，滴上香油即可。

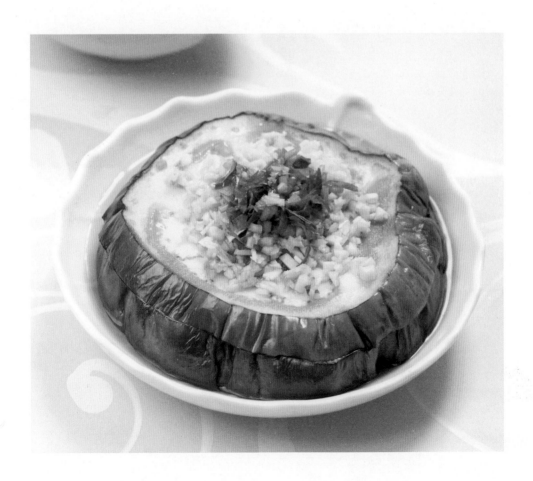

日常注意事项

伸展四肢，改善身体倦怠和浮肿

甲减孕妈妈由于基础代谢率降低，很容易出现疲劳、嗜睡、注意力不集中、怕冷、心动过缓、精神倦怠等现象，甚至还会出现浮肿。平时应该做一些简单安全的伸展四肢的运动，以促进血液循环，改善症状。

1 平躺，右腿伸直，左腿屈膝，左臂向上伸出，右臂自然地放在身体右侧。

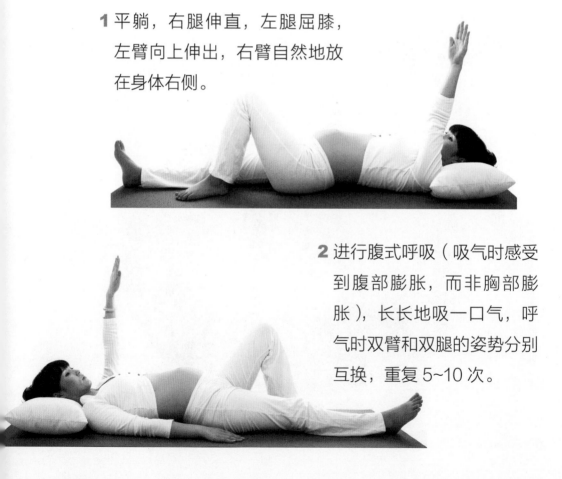

2 进行腹式呼吸（吸气时感受到腹部膨胀，而非胸部膨胀），长长地吸一口气，呼气时双臂和双腿的姿势分别互换，重复 5~10 次。

适当做伸展瑜伽，促进血液循环

甲减孕妈妈因为身体代谢活动下降会畏寒怕冷，适当做瑜伽的伸展运动有助于促进全身血液循环，改善手脚发凉、四肢欠温的症状。

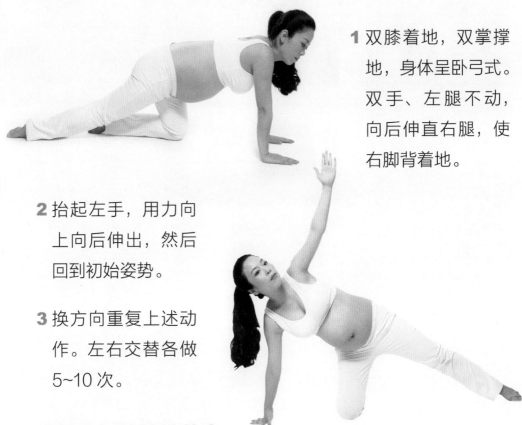

1 双膝着地，双掌撑地，身体呈卧弓式。双手、左腿不动，向后伸直右腿，使右脚背着地。

2 抬起左手，用力向上向后伸出，然后回到初始姿势。

3 换方向重复上述动作。左右交替各做5~10次。

保持良好的精神状态

精神不振、抑郁是甲减患者常见的临床表现，所以甲减孕妈妈不能忽视自己的精神状态，平时可以通过适量运动、发展兴趣爱好、有心事多倾诉等方法保持良好的情绪和心态。同时家人也要多关心孕妈妈，如果发现其精神萎靡或者有异常，应及时向医生反馈。

药物治疗

妊娠期甲减的用药指征		
TSH > 10mIU/L	临床甲减	用药治疗
TSH4.5~10mIU/L	亚临床甲减	用药治疗
TSH2.5~4.5mIU/L	亚临床甲减	是否用药根据实际情况而定

妊娠期甲减的治疗原则	
口服甲状腺制剂，使血清 TSH 和甲状腺激素水平恢复到正常。	
用药选择	优甲乐
必要检查	需要每 4~6 周测一次 TSH、FT$_4$

如果 TSH 在正常范围内，可保持口服药物剂量；如果数值出现波动，需根据医嘱增减剂量。

有研究显示，在妊娠 4~6 周时，甲状腺激素增加 30%~50%；妊娠 8 周时，平均增加 47%。

很多女性自认为孕期应该避免服用一切药物，甚至患有甲减的孕妈妈对甲状腺制剂产生排斥心理。其实，口服补充的甲状腺制剂和体内的甲状腺激素是完全相同的，只要剂量合适，不会对身体造成任何损害，也不会对胎宝宝造成任何伤害。

孕妇患有甲状腺疾病能顺产吗？

是否能顺产需要根据孕妇的身体情况判定。如果甲状腺疾病控制良好，并且没有其他不利于顺产的因素，一般是可以顺产的。如果甲状腺疾病控制不好，伴有甲亢性心脏病或高血压等不利于顺产的因素，医生会权衡利弊，选择更合理的生产方式。

甲减孕妇产后可以母乳喂养吗？

患有甲减的孕妇产后完全可以母乳喂养，不会对新生儿造成不利影响。因为治疗甲减时补充的甲状腺制剂和身体中的甲状腺激素是完全一样的，只要补充的剂量合适，对身体完全没有毒副作用。新生儿靠母乳中的碘自己合成甲状腺激素，而不是依赖母乳中的甲状腺激素维持生理功能，因此只要母亲饮食中的碘摄入充足，新生儿一般不会发生甲减，所以甲减患者产后可以放心母乳喂养。

甲亢孕妇产后可以母乳喂养吗？

临床研究证明母乳喂养时，患有甲亢的产妇服用丙硫氧嘧啶 750 毫克/天或甲巯咪唑 20 毫克/天以下，不会对新生儿的生长发育和智力发育产生不利影响，建议服药 2 小时后再哺乳。

甲亢患者意外怀孕，宝宝可以要吗？

甲亢患者意外怀孕，是继续妊娠还是终止，要视其甲亢严重程度而定，因为病情越严重，用药剂量越大，对胎宝宝影响越大。

如果甲亢患者年龄不大，在病情没得到控制时，为了避免孕早期和甲亢协同作用出现严重恶心、呕吐等现象，可待甲亢病情稳定或治愈后再考虑妊娠；有心血管系统并发症的甲亢患者，一旦意外妊娠，应尽快到医院检查，以确定能否继续妊娠；如果甲亢患者属于高龄孕妈妈，希望继续妊娠，应在医生指导下服用抗甲状腺药物，并动态监测病情，尽量避免或减少对胎宝宝的不利影响。

甲亢妈妈生的宝宝也会患甲亢吗？

甲亢不是单基因遗传病，并不是绝对遗传的，一般来说，新生儿发生甲亢的概率是比较低的，约为1%。

新生儿出生时，可留脐带血检查甲状腺功能及相关抗体，新生儿甲亢多发生在产后数日或一周内，患儿可表现为甲状腺肿大，双眼突出或睁大，皮肤体温高，爱哭闹，食量大，大便次数多，体重不增。另外，也会有出生一个月的宝宝出现迟发性甲亢的情况。因此，甲亢妈妈的宝宝出生后，应该持续关注宝宝的甲状腺功能及相关抗体。

PART 10

甲状腺癌
并不可怕
要积极面对

甲状腺癌诊断

认识甲状腺癌

甲状腺癌是内分泌系统中最常见的恶性肿瘤，主要分为分化型和未分化型，前者又包括乳头状癌、滤泡状癌。按病理类型可分为乳头状癌、滤泡状癌、髓样癌和未分化癌。不同类型的癌，发展过程和转移途径相差很大，有着截然不同的临床表现。

甲状腺癌的表现

甲状腺乳头状癌	甲状腺滤泡状癌
最常见，40 岁以下人群多见，多发于年轻女性。	发生年龄略大，多见于 50 岁以上女性。

甲状腺髓样癌	甲状腺未分化癌
可发生于任何年龄，男女发病率差不多，恶性程度介于甲状腺滤泡状癌和甲状腺未分化癌之间。	甲状腺癌中恶性程度最高的一种，多发于 50 岁以上女性。发展快，转移迅速。

甲状腺癌的发展过程

甲状腺癌的治愈率较其他癌症高，所以最好是早发现、早治疗，如果发生了淋巴转移，或转移到肺、骨骼等，就会降低治愈率。因此，对于甲状腺癌是如何一步步发展起来的要有充分认知，防患于未然。

甲状腺癌发病初始是以甲状腺结节为主要表现，与良性甲状腺瘤相似，难以分辨。

肿块（结节）变得非常硬实，此时要尽早就医诊断。

肿块迅速变大，继续变硬，无痛感，手触检查时能感觉到肿块活动受到限制。

继续发展会出现压迫症状，如呼吸困难、吞咽障碍，如果肿瘤侵犯喉返神经，还会引起声音嘶哑。

可能会发生转移，此时治疗比较棘手。

饮食要点

均衡饮食，充分摄入植物化学物

天然的植物化学物有助于提高身体免疫力，起到防癌抗癌的作用。植物化学物存在于五谷、蔬果、坚果等中，尤其是种子和皮中居多。

活化免疫细胞

植物多糖能增加杀伤细胞的能力，防止外来异物的攻击，有助于防癌抗癌。植物多糖的食物来源：香菇、金针菇、木耳、银耳、山药、薏米、南瓜等。

促进癌细胞凋亡

富含促进癌细胞凋亡的植物化学物的食物有：含有大豆皂苷的黄豆、含有植物固醇的全麦等。

远离自由基侵害

抗自由基的食物有：富含维生素C、维生素E的蔬菜、水果、坚果等；富含鞣酸的各种莓类，如蓝莓、草莓等；富含多酚的葡萄等。

富含类胡萝卜素和番茄红素的食物，如胡萝卜、红薯、番茄、木瓜、西瓜等；富含维生素 C 的蔬果，如木瓜、柿子椒、草莓、橙子、南瓜、猕猴桃、豌豆等。

连皮带子一起吃

蔬果的皮、子富含膳食纤维、维生素、植物化学物、矿物质等，所以连皮带子一起吃，可以为身体提供更多营养，为抵抗癌细胞提供物质基础。如葡萄皮中的白藜芦醇就是一种抗癌物质，葡萄子中的花青素具有抗氧化作用。所以建议大家把整粒葡萄用果汁机打汁食用，这样皮和子的营养就全吃到了。

膳食纤维有利于防癌抗癌

膳食纤维不但可降血脂、平稳血糖，还有利于防癌抗癌。富含膳食纤维的食物有竹笋、南瓜、芹菜、柑橘、苹果、白菜、木耳、魔芋、燕麦、玉米等。

多食滋味清淡的食物

放疗后，如果出现口干、咽燥、味觉丧失等症状，是因为放射线损伤了唾液腺及黏膜引起的，这时应多食滋味清淡的食物，如粥、汤等。

选对食材，吃出最佳抗癌力

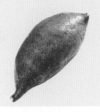

红薯

膳食纤维可减少
致癌物质的堆积

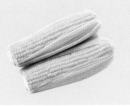

玉米

玉米黄素可抗癌

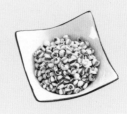

薏米

植物多糖可调节
人体免疫力

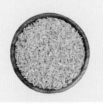

糙米

谷固醇可阻止
细胞癌变

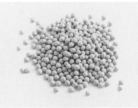

黄豆

大豆异黄酮可抑制
癌细胞增殖

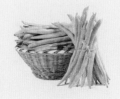

刀豆

刀豆酸可促使
癌细胞凋亡

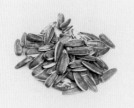

葵花子

微量元素硒有防癌
作用

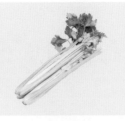

芹菜

芹菜素可减少
致癌物生成

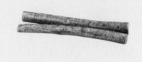

牛蒡

多酚有抗癌作用

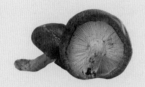

香菇

香菇多糖能抗癌

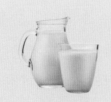

牛奶

钙可强化骨骼、
调节免疫

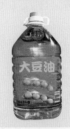

大豆油

维生素 E 能抗氧化

银耳

银耳多糖能调节身体
免疫力，间接抑制癌
细胞生长、扩散

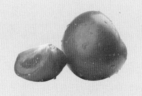

番茄

番茄红素可阻断
细胞癌变

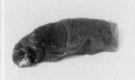

瘦肉

铁有助于提高机体
免疫力

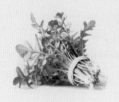

荠菜

硫化物有抑菌消炎的
作用

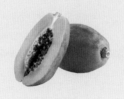

木瓜

维生素 C 可抑制
癌细胞

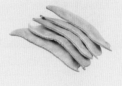

扁豆

膳食纤维有抑癌的
作用

不要轻信抗癌"保健品"

世界癌症研究基金会提出：预防癌症不能依靠保健品，没有证据显示保健品中的营养素比含有天然营养素的食物更好，只有天然的食物才能真正发挥"协同作用"，让身体完全吸收其中的有效抗癌成分。因此，不要盲目轻信宣传的抗癌保健品而忽略食物养生的功效。

忌嗜甜食

糖是日常生活的必需品，不可不用，但也不能滥用，尤其不能过量，因为癌细胞对糖有特殊的喜好。当吃糖过多时，就会导致细胞内维生素 C 缺乏，而免疫细胞在正常工作时需要大量的维生素 C，所以即使吃少量的糖，也可能抑制免疫系统，降低抗击癌症的能力。

远离不良饮食结构

常吃烧烤　　常吃腌菜　　常吃煎炸食物

常吃香肠等肉类加工食品

癌症患者是一个比较特殊的群体，身体不仅要抵抗癌细胞，还要满足能量需求，因此一定要注意远离不良饮食结构，帮助抗癌。

日常注意事项

保持积极向上的心态

一旦被确诊为癌症，在这个残酷的现实面前，很多人都会茫然无措。其实，这时患者应该尽快恢复镇定和自信，保持对美好生活的向往。只有在精神上不被癌症打倒，才能积极地对抗癌症。

患者的自信，加上正确的治疗方案，以及医生和家人的支持，会大大增强治疗效果。

保持健康的生活方式

癌症患者承受着身体、心理的双重折磨，如果建立健康的生活方式、良好的饮食习惯，将有利于战胜癌症。

● 每天做到"5 个按时"

按时起床，按时睡觉，按时进餐，按时活动，遵医嘱按时吃药。这样可以更好地调节身体功能，有利于抗癌。

● 坚持适度的体育锻炼

患者可以根据身体情况，选择一两种自己喜欢的运动，但运动强度要适度，避免过度劳累。

● 远离人群密集的地方

患者身体抵抗力弱，尽量避免去人群密集的地方，如商场、电影院等，因为这些地方空气污染严重，容易交叉感染而致病，加重病情。

药物治疗

术后TSH抑制治疗

甲状腺癌手术后都需要应用甲状腺制剂治疗。因为甲状腺被切除后，甲状腺激素水平会明显下降，使用甲状腺制剂不仅可补充体内缺乏的甲状腺激素，还可抑制 TSH 的分泌，从而对甲状腺组织的增生和分化好的癌有抑制作用。

一般用甲状腺片每日 80~120 毫克或优甲乐每日 100~150 微克，以维持高水平的甲状腺激素水平。

术后放射性碘131治疗

术后放射性碘 131 治疗可以摧毁难以探测的微观甲状腺癌，减少局部复发和转移的概率。

肿瘤小于 1 厘米且肿瘤位于甲状腺内	术后不需要进行放射性碘 131 治疗
肿瘤在 1~4 厘米且有高危因素，如恶性超声征象、较大肿瘤、术前甲状腺外生长等	可选择性进行放射性碘 131 治疗
有远处转移、肿瘤明显侵犯甲状腺外周组织或肿瘤大于 4 厘米	术后需要进行放射性碘 131 治疗